Volker Fintelmann

Vom Wesen der Lunge

Volker Fintelmann

Vom Wesen der Lunge

Anschauungen eines Anthroposophischen Arztes

Aufgezeichnet nach einem Seminar in der Carl Gustav Carus Akademie Hamburg

INFO3 VERLAG

Volker Fintelmann
Vom Wesen der Lunge
(Schlanke Reihe Band 6)

ISBN 978-3-95779-178-8

Erste Auflage 2023
Zweite Auflage 2023
Dritte Auflage 2024
Vierte Auflage 2024

Lektorat: Ramon Brüll, Frankfurt am Main
Korrektorat: Katharina de Roos, Alfter
Umschlag: Frank Schubert, Frankfurt am Main
Coverabbildung: shutterstock
Satz: Ulrich Schmid, de·te·pe, Aalen
Druck: Jelgavas Tipogrāfija, Jelgava, Lettland

Inhalt

Anatomie und Physiologie der Lunge

Die Lunge, besser gesagt: die Lungenorganisation, wird aus konventionell-medizinischer Sicht vor allem als Atmungsorgan betrachtet. Die Lunge gilt als eine Art Blasebalg, als mechanisches Pumpwerk für den Gasaustausch: Sie nimmt Sauerstoff aus der Atemluft auf und gibt ihn an das Blut weiter; sie gibt Kohlendioxid als Endprodukt des Stoffwechsels an die Luft ab.

Zur Physiologie der Lunge gehört aber sehr viel mehr. Es ist bekannt, dass sie z. B. auch für die Wärme- und Wasserregulation zuständig ist. Weil die Lunge im Embryo aus dem innersten Keimblatt entsteht, dem *Entoderm*, sah Rudolf Steiner in ihr eine Verbindung zum inneren Menschen, den Steiner in seinem Buch *Eine okkulte Physiologie* als das „innere Weltsystem“ beschrieben hat. Auch kennzeichnete er sie als „Erd-Organ“. Darauf kommen wir später noch zurück.

Dieses Organ ist gekennzeichnet von einer gewissen Asymmetrie: Der rechte Flügel teilt sich in drei Lungenlappen, der linke in zwei. Das hängt mit der Asymmetrie des Herzens zusammen, ist aber für die Funktion der Lunge ohne Belang.

Wesentliche Elemente der Lungenorganisation sind die Luftröhre (*Trachea*), und das gesamte Bronchialsystem. Dieses verzweigt sich in viele Seitenäste; man spricht deshalb auch vom „Bronchialbaum". Aus einem Strang werden jeweils zwei weitere. Bei den Pflanzen ist eine solche strikt durchgehaltene Zweiteilung (*Dichotomie*) typisch für das Keimen, auch bei niederen Pflanzen. Auf die Lunge übertragen heißt das: Sie trägt in sich etwas ganz Ursprüngliches, Keimhaftes, oder – auf den Menschen bezogen – Kindhaftes.

Die Bronchien fächern sich bis in feinst verästelte Bereiche auf und münden schließlich in eine kaum noch mit dem Vorstellungsvermögen erfassbare Welt von etwa 30 Millionen Lungenbläschen (*Alveolen*), in denen der Gasaustausch stattfindet. Die Alveolen sind winzige Hohlkörper, Endstrecken mit Sackgassencharakter, mit einer hauchfeinen Membran als Hülle, an der Sauerstoff aufgenommen und Kohlendioxid abgegeben wird. Diese alveolare Welt bildet – würde man sie flächenhaft ausbreiten – eine riesige Oberfläche mit einer Ausdehnung von ca. 70 bis 80 Quadratmetern. Das entspricht in etwa der Fläche einer Dreizimmerwohnung! In den Alveolen findet durch den Austausch der Stoffe – der Luft, des Wassers – und der Wärme die Begegnung zwischen der Außenwelt und dem menschlichen Innenleben statt.

Die Atem- oder Vitalkapazität, also die Menge an Luft, die ein- und ausgeatmet werden kann, liegt bei drei bis fünf Litern je Atemzug und lässt sich durch sportliches Training auf bis zu acht Liter steigern. Normalerweise nehmen wir aber nur 50 bis 60 Prozent dieser Atemkapazität in Anspruch, wir schöpfen die Möglichkeiten der Lunge meist gar nicht aus. Deshalb spricht man auch von einem „Totraum" (*Residualvolumen*) der Lunge, der die nicht genutzte, nicht vom Leben ergriffene Luft in sich trägt.

Die Lunge ist durchsetzt von flexiblen Fasern und hat deshalb eine hohe Elastizität, die man mit dem sogenannten „Atemstoßtest" messen kann. Früher musste man dafür eine Kerze auspusten; sie wurde zuerst drei Meter weggehalten, und wenn ein Patient es auf diese Entfernung nicht schaffte die Kerze zu löschen, wurde sie sukzessive näher herangerückt. Damit konnte man die Lungenelastizität abschätzen.

Heute wird das apparativ ermittelt, am exaktesten durch die sogenannte *Bodyplethysmographie.*

Die Lunge wird normalerweise als Luftorgan gesehen, was sie aus anthroposophisch-medizinischer Sicht aber vorrangig gar nicht ist. Das Wesen der Lunge liegt vielmehr darin, sich maximal zusammenzuziehen. Ohne die ausgebreitete Luft in ihrem Inneren wäre die Lunge – als aus Grundgewebe bestehendes (*parenchymatöses*) Organ – nicht mehr als ein kleines, feuchtes Klümpchen von vielleicht Faustgröße. Das kann man bei einem sogenannten *Pneumothorax* erleben, bei dem Luft in den Spalt zwischen der Auskleidung der Brustwand und der Außenhaut der Lunge gerät, z. B. aufgrund einer Verletzung oder versehentlich im Rahmen einer Punktion. Dieser normalerweise luftleere Zwischenraum (*Pleuraspalt*) weist gegenüber der Lunge einen Unterdruck auf, der zusammenbricht, wenn Luft dort eindringt. In der Folge kollabiert das Lungengewebe und „schnurrt" förmlich zusammen, was die Atmung natürlich massiv behindert. Ein Pneumothorax kann deshalb lebensgefährlich sein.

Es ist im menschlichen Organismus etwas Einmaliges, dass ein Organ durch einen permanenten Unterdruck (hier: im Pleuraspalt) auseinandergezogen wird. Genau das ist jedoch überhaupt nicht das Wesen der Lunge, es wird ihr vielmehr ständig oktroyiert durch Kräfte, die ihr selbst gar nicht eigen sind. Die Lunge selbst würde sich eher zusammenziehen; ihr Kräftegefüge ist zentripetal ausgerichtet, ganz auf sich und ein Zentrum hin konzentriert, und nicht in die Peripherie des Brustraums. Erst bei der Geburt wird sie durch den ersten Atemzug des neugeborenen Kindes und durch den dabei entstehenden Unterdruck im Pleuraspalt auseinandergedehnt. Wir kommen auf dieses Phänomen noch zurück.

Wichtig ist auch, dass die Lunge einen Blutkreislauf in sich birgt, der nicht ihrer eigenen Blutversorgung dient, denn dafür gibt es separate Arterien. Was wir als die große Lungenarterie und die große Lungenvene kennen, die sich in den verschiedenen Segmenten vielfältig verzweigen, sind an und für sich keine die Lunge versorgenden Gefäße, sondern „Ausbuchtungen" des Herzens in die Lunge, damit dort die Sauerstoffaufnahme und Kohlendioxidabgabe, der Gasaustausch, ermöglicht wird. So, wie die Pfortader nicht zur Durchblutung in die Leber hineingestülpt ist, sondern zum Ausfiltern der Nahrungsstoffe aus dem Darmbereich, so haben wir in der Lunge dieses merkwürdige Arterien-Venen-System, das man nicht anders denken kann als eine besondere Art von einem in die Lunge hineingestülpten Teil des Herzens.

Bei einer krankhaft vergrößerten rechten Herzkammer spricht man deshalb ja auch von *Cor pulmonale,* wörtlich „Lungenherz", sich eigenständig abgrenzend vom „Linksherz" des großen Körperkreislaufs. Die eigentlichen Blutgefäße der Lunge nennt die Anatomie dagegen *Arteriae bronchiales,* Bronchialarterien. Durch diese wird die Grundsubstanz der Lunge, das *Parenchym,* durchblutet, und entsprechende Venen gibt es da natürlich auch.

Weiterhin wichtig ist, wie der Mensch atmet – im Verhältnis zum Tier. Das Neugeborene atmet noch 50 Züge pro Minute. Wenn ein Erwachsener das machen würde, bekäme er nach ganz kurzer Zeit eine *Hyperventilationstetanie,* einen generalisierten Krampf der Muskulatur. Wenn ein Hund ein wenig ausgepowert ist, hechelt er ja. So etwas erlebt man in seltenen pathologischen Situationen auch beim Menschen. Wenn man dem lauscht, merkt man, wie man selbst in Atemnot gerät, wie das in keiner Weise ein menschengerechtes Atmen ist. Dem Hund macht das gar nichts, der kann mit dieser schnellen Frequenz von Natur aus problemlos atmen. Beim Menschen ändert sich die Atemfrequenz mit dem Lebensalter. Wenn das Kind ein Jahr alt geworden ist, sind es nur noch 40 Atemzüge pro Minute, und dann stuft sich das innerhalb weniger Jahre weiter ab, bis zur durchschnittlichen Frequenz, die beim Jugendlichen und Erwachsenen bei 18 Atemzügen pro Minute liegt.

Ergänzende anthroposophische Gesichtspunkte

Soweit die Fakten, rein anatomisch und physiologisch gesehen. Jetzt wollen wir uns anschauen, wie die Anthroposophische Medizin die Lunge betrachtet.

Um das Wesenhafte der Lunge zu verstehen, müssen wir noch einen Schritt weitergehen. Das bedeutet einerseits zu versuchen, die hinter den reinen organischen Funktionen der Lunge wirksamen Kräfte zu verstehen, andererseits aber auch, den Blick zu weiten, indem wir der Aufgabe der Lunge im Gesamtorganismus nachspüren. Dabei kommen, wie sich zeigen wird, neben der Atmung weitere Tätigkeiten der Lunge hinzu *und* wir werden feststellen, dass Lungentätigkeit, umfassend verstanden, sich nicht ausschließlich in dem abgegrenzten Organ der Lunge abspielt.

Rudolf Steiner sagt, die Lunge sei eines der „vier meteorologischen Organe“ – ein schwieriger Begriff. Was meint er denn, wenn er vier Organe heraushebt mit einer gewissen Zuordnung zum Meteorologischen, das wir nur aus der Wetterkunde kennen? Das hat verschiedene Aspekte. Einer davon ist, dass der physische Leib in früheren Zeiten immer in Verbindung mit den vier Elementen gesehen wurde: mit Erde, Wasser, Luft und Feuer. Als „meteorologisches“ Organ in diesem Sinne „verwaltet“ die Lunge nach Steiner das Erdelement Kohlenstoff in uns. Er meint damit, wir müssen uns, um die Lunge zu verstehen, den Stoffwechsel anschauen: den Stoffaufbau und den Stoffabbau. Mit unserem Ausatmen scheidet die Lunge Kohlendioxid (CO_2) aus und nimmt so prominent am natürlichen Kohlenstoffkreislauf teil. Der Kohlenstoff ist ja ein Grundelement der Naturstoffe; ohne Kohlenstoff ist kein Leben vorstellbar. Man denke nur an die Photosynthese der Pflanzen, die Grundlage oder Gerüst für den Aufbau der organischen Stoffe, der Kohlenhydrate, ist. Daran wird deutlich, dass der Kohlenstoff – neben anderen mineralischen Stoffen – zentral zu den „Erdstoffen“ gehört.

Demnach wäre dann die Lunge das „Erdorgan“ für den Menschen; sie schafft die Bedingungen, die es dem Menschen ermöglichen, seine stofflichen Substanzen zu bilden. Die

Frage ist: Wie kann ein Organ, das so stark mit der Luft verbunden ist, zugleich ein Erdorgan sein? Vielleicht hilft es, dieses Paradoxon zu verstehen, wenn man sich vergegenwärtigt, dass die Lunge das einzige Organ ist, das seine Funktion erst aufnimmt, wenn der Mensch die Erde betritt – bei der Geburt.

Für ein tieferes Verständnis der einzelnen Organe ist es notwendig, neben der anatomischen und der (hier nicht behandelten) biochemischen Sichtweise, eine differenzierte Betrachtung der wirksamen Kräfte vorzunehmen, wie es zum Beispiel auch die Traditionelle Chinesische Medizin tut. Rudolf Steiner spricht in diesem Zusammenhang von „Wesensgliedern", manchmal auch von „Leibesgliedern", als Bild für die unterschiedlichen Kräfte und Funktionen, die das Leben ausmachen. Sie stehen zueinander in einer Beziehung; man kann sie durchaus wahrnehmen und feststellen, dass sie in jedem Organ unterschiedlich stark wirken. Um nur ein triviales Beispiel zu nennen: Die Organe reagieren ganz unterschiedlich auf Verletzungen. In dem einen Fall (Leber, Haut) findet eine fast vollständige Heilung statt, in dem anderen (Gehirn, Lunge) sind die Schäden meist unheilbar und somit bleibend. Offensichtlich verfügen die Organe über verschiedenartige Vitalkräfte (Steiner spricht vom „Lebensleib"), was an der Regenerationsfähigkeit erkennbar ist. Steiner führt weiter aus, dass man das Wesen von Organkrankheiten erst durchschaut, wenn man erkennt, welches Wesensglied „da oder dort" zu stark die Oberhand hat oder zu weit zurücktritt.

Im Folgenden wollen wir, Steiner folgend, den Tätigkeitsfeldern der Wesensglieder und ihren jeweiligen Eigenheiten in der Lunge nachspüren. Dabei muss aber immer bedacht werden, dass man die einzelnen Kräfte oder Ebenen zum besseren Verständnis zwar gesondert benennen und betrachten kann, sie in Wirklichkeit aber immer zusammenwirken und Teil des Ganzen sind.

Bei dieser Betrachtung müssen wir ebenfalls berücksichtigen, dass im Folgenden die Lunge nicht im anatomischen Sinne gemeint ist, sondern in ihrem Tätigsein. Atmung sowie die anderen Funktionen der Lunge durchziehen den ganzen Leib. Deshalb können Lungenkrankheiten eine Symptomatik aufweisen, die sich gar nicht in der Lunge als physischem Organ zeigt. Das ist vielleicht ein ungewohnter Gedanke, aber doch ganz wichtig für das tiefere Organverständnis und besonders für die Therapie.

Die physisch-stoffliche Ebene („Stoffleib")

Stoffverdichtung

Als *erstes* gilt es auf der physisch-stofflichen Ebene zu entdecken: Wo und wie bildet der Mensch in sich Erde, Stoffliches? Eine der ersten und wichtigen Funktionen der Lunge ist die Fähigkeit, feinstoffliche Substanzen, die eigentlich außerhalb der heutigen Vorstellung von Stoff stehen, die also kein erkennbares Gewicht, das heißt: keine messbare Schwere haben, zu verdichten und in die Schwere zu führen. Denn mit der Atemluft werden Kleinstmengen feinstofflicher Substanzen aufgenommen, die unentbehrlich für den Aufbau des Organismus sind. Diese **Stoffverdichtung** halte ich für eine der wichtigsten Funktionen der Lunge.

Die Stoffe, die wir mit der Nahrung und mit der Atemluft aufnehmen, können nur Grundlagen für den Aufbau der Organe, unseres Leibes, liefern, wenn sie vollständig ihrer eigenen Natur beraubt werden. Diesen Vorgang nennen wir *Verdauung*. Sie zerlegt alle Nahrungsmittel bis in ihre Elementarstoffe hinein und nimmt ihnen alles Leben und alle Eigenarten. Bei gelungener Verdauung sind im Dünndarm nur noch kleinste Einheiten von Zuckern, Fetten oder Eiweißen existent, im Idealfall reine chemische Elemente. Diese werden dann resorbiert, von der Leber aufgenommen und auf ihre Nützlichkeit hin bewertet. Im Zusammenwirken mehrerer Organe werden diese zerlegten Elementarstoffe zu neuen, leibeigenen Stoffe verbunden. Diesen gesamten hochkomplexen Vorgang von Zerfall und Wiederaufbau bezeichnen wir – durchaus exakt! – als Stoff-Wechsel. Der äußere Erdenstoff wird zum individuellen Menschenstoff verwandelt.

Steiner führt zur Stoffverdichtung weiter aus, dass diese Stoffe, in dem Augenblick, in dem sie aufgenommen und in eine Richtung zu den jeweiligen Organen gelenkt werden, permanent potenziert werden. Jenseits der Darmgrenze verliert ein Stoff ganz rasch seine Dichte, seine Schwere, seine mineralische Komponente, und wird zu dem, was in der Homöopathie eine Potenz genannt wird: Er verliert Struktur und Masse und wird etwas, was Steiner „Imponderabilie" genannt hat. In diesem Wort ist das lateinische Wort *pons* verborgen, das Gewicht. Eine Imponderabilie ist also etwas Ungewichtiges, Unmessbares, Unfassbares. Der Stoff wird in uns zu etwas, was man nicht mehr messen und zählen kann, er fällt aus den ganzen Gesetzmäßigkeiten der Physik und Chemie heraus, behält aber sein Wesen bei und verstärkt seine Wirkung – er bleibt Kohlenstoff, er bleibt Zinn oder Eiweiß, aber er ist nicht mehr das, was man physikalisch erfassen kann, sondern „nur" noch ein Kraftfeld.

Aus diesem „Imponderablen" heraus bildet das Ich durch Verdichtung neuen Stoff, einen „Menschenstoff". Dabei bildet jeder Mensch eine Art eigenes leibliches Naturreich. Das Besondere, das wir durch Steiner ganz früh erfahren und kaum begreifen konnten, aber heute immer mehr bestätigt sehen durch das, was naturwissenschaftliche Medizin z.B. bei Transplantationen entdeckt hat, ist: Dieser leibliche Stoff ist hochindividuell. Steiner beschreibt, wie diese Substanz im menschlichen Organismus einen vierstufigen Weg geht, wie sie – selbst anfangs physisch-stofflich – zuerst belebt wird, wie aus ihr dann eine empfindende und schließlich eine Ich-geprägte Substanz wird. In jedem bisschen Substanz, das wir in unserem Leibe tragen, lebt ein von unserem Ich geprägtes Stoffliches. Der Stoff behält sein Wesen, aber er ist nicht mehr fremd, ist integraler Teil von uns geworden. Das, was in eine Hochpotenz verfeinert ist, kann andererseits aber auch wieder so materialisiert und verdichtet werden, dass zum Schluss ein neuer Stoff herauskommt, den der Organismus für seine Lebensprozesse benötigt. Die abgebauten Stoffe gehen sozusagen durch den Tod, damit in den neuen komplex gebildeten Stoffen individuelles Leben entstehen kann.

Dieser umgekehrte Potenzierungsprozess in Sinne der Homöopathie ist entscheidend. An dieser Stelle greift das Ich über die Lunge ein; diese dient dem Ich, damit ein Veränderungsprozess vollzogen werden kann. Das Interessante ist, dass der Stoff dabei sein Wesen weitgehend behält. Er muss es nur ein Stück weit opfern, weil er jetzt geprägt wird durch das Ich. Damit ist er nicht mehr der, der er in der Natur war; er wird vielmehr einer Metamorphose unterworfen, nimmt – vorübergehend, so lange der betreffende Mensch lebt – eine neue Form an.

Man kann einen Erlösungsgedanken darin sehen, dass ein Mensch, wenn er die Stoffe nicht mehr braucht, diese mit seinem Tod der Natur zurückgibt, damit sie wieder das werden können, was sie ehedem waren. Das Ganze ist ein unglaublich komplexer Vorgang, den man ganz neu denken muss, weil es sich eigentlich um etwas Sakrales handelt und nichts ist, womit man profan umgehen kann. Eine sakramentale Entsprechung ist die Wandlung von Brot und Wein in Leib und Blut Christi, wobei es zur Begegnung kommt, zur Kommunion.

Für diesen Verdichtungsprozess durch die Lunge erfüllt die Schilddrüse eine wichtige Aufgabe. Sie ist sehr eng daran beteiligt. Aber sie tut es unter Führung der Lunge als Organ, das in sich diese Fähigkeit und Möglichkeit trägt. Das Tätige ist letztlich das Ich als Ich-Organisation der Lunge. *Es „ent-dichtet" die Erdenstoffe bis in ihre Wärmestufe und ver-dichtet sie wieder bis zum Menschenstoff.* Auch das ist ein Atmungsprozess! Lunge und Schilddrüse wirken dabei als Werkzeuge des Ich.

Steiner wurde nicht müde, immer wieder darüber zu sprechen, wie außerordentlich kurzsichtig die Beschränkung der Lungenfunktion auf den Gasaustausch Sauerstoff/Kohlendioxid sei. Über die Atmung werden außer Sauerstoff noch unzählige weitere Elemente aufgenommen. Auch würde man – entwickelte man dafür nur entsprechend feine Messmethoden – sofort entdecken, dass von der Menge des eingeatmeten Stickstoffs eben nicht hundert Prozent wieder ausgeatmet werden, sondern dass etwas davon im Körper verbleibt, auch wenn es kaum messbar ist.

Es überrascht, dass man in der heutigen Wissenschaft um diese Tatsachen weiß, sie aber in der Lehre keine Bedeutung haben. Es wird ja gedacht, dass die Stoffe, die der Körper braucht und verarbeitet, fast ausschließlich aus der Nahrung stammen. Dem trat Steiner energisch entgegen, indem er sagte, ja, das sei sicherlich ein wichtiger Aspekt, aber das viel Wesentlichere würden wir über die Luft einatmen, die durchsättigt ist mit einer Vielzahl von imponderablen Stoffen. *Der Hauptteil dessen, was wir als Menschenstoff bilden, stammt aus dem Kosmos und nicht aus der Erdennahrung*. Wir gewinnen eine unglaubliche innere Kraft durch diese kosmische Nahrung.

Es gibt einen Krankheitsbegriff, die *pulmonale Kachexie*, der ein starkes Abmagern durch eine Lungenkrankheit beschreibt. Sie ist typisch für die Lungentuberkulose, aber ebenso für das Lungenemphysem, die Spätfolge der chronisch-obstruktiven Bronchitis. Warum aber magert ein Mensch so ab, obwohl er sich normal ernährt und „nur" eine kranke Lunge hat? Wenn man die Lunge in ihrer zentralen Aufgabe für die Ernährung erkennt, versteht man das. Sie hat dann nicht mehr die Kraft, das Stoffliche so aufzubauen, wie sie es normalerweise tun würde. Das Abmagern ist keine Folge der mangelhaften Stoffverarbeitung durch die Verdauung, sondern ein Problem der fehlenden Stoffverdichtung durch die Lunge.

Auch wenn das anthroposophische Verständnis stark von dem abweicht, was die akademische Medizin über die Physiologie der Lunge lehrt, so kann man es doch als eine Art Arbeitshypothese nehmen. Und wenn es so zuträfe, was hätte das dann für Konsequenzen? Welche therapeutischen Möglichkeiten müssten sich daraus ableiten, die wir bislang noch gar nicht kennen? Denn eine Therapie der pulmonalen Kachexie gibt es bisher nicht. Selbst die *Anabolika*, die früher reichlich eingesetzt wurden, änderten daran nichts. Hunger ist ein Phänomen der Lunge! Ganz eindeutig.

Das Verdichten der Substanzen durch die Lunge kann man auch als *Sklerosieren* oder Verfestigen bezeichnen oder auch als Mineralisieren, ähnlich wie sich die Erde in geologischen Zeiten verfestigt hat. Sklerosieren steht hier nicht für etwas Krankhaftes, sondern für die Fähigkeit, jedem Ort die richtige Festigkeit zu verleihen, die richtige Härte oder Schwere, den richtigen Raum. Das Mineralische ist es, was den Raum sichtbar macht. So verstanden ist es ganz wichtig, dass diese Fähigkeit des Verdichtens durch die Lunge aus medizinischer Sicht noch diese besondere Komponente des Sklerosierens erhält. Das wird sich auch noch im Kapitel der Lungenkrankheiten zeigen, denn da gibt es welche, die die Lunge selbst betreffen, und andere, wie z. B. die Osteoporose, die kaum jemand mit der Lunge in Verbindung bringen würde, die wir aber nicht heilen können, wenn wir die Lunge außer Acht ließen.

Oberflächenbildung

Zu den Aufgaben der physisch-stofflichen Ebene des Menschlichen Organismus gehört als *zweites* Merkmal auch das **Bilden von Oberflächen** als Spiegelfunktion. Es ist ein wichtiger Schritt der Evolution, dass der Mensch lernt, mit Oberflächen umzugehen; das ist keineswegs selbstverständlich. Fragen wir uns doch einmal: Erlebt ein Fisch Oberfläche? Erlebt ein Baum Oberfläche? Ist das vielleicht eine besondere Erlebnisfähigkeit des Menschen? Das muss man gar nicht beantworten, sondern nur einmal darüber nachsinnen. Mir scheint, es ist auch ein Aspekt der Lunge, dass sie uns durch ihre eigene immense innere Ausbreitung das Erlebnis von „Oberfläche“ vermittelt. Sie lenkt unsere Aufmerksamkeit auf das Phänomen Oberfläche und damit auf das Dinghafte. Man könnte in diesem Sinne Immanuel Kant als großen „Philosophen der Oberfläche“ bezeichnen, weil er alles, was eine Oberfläche aufwies, als „Ding“ bezeichnete. Das Dingliche ist das, was wir „Stoff“ genannt haben, das, was in seiner Extremform als etwas Mineralisches erscheint, wie zum Beispiel bei einem Kristall, dessen Raumgestalt von glatten Oberflächen gebildet wird.

Überlegen Sie einmal, wo auch in unserem Körper Oberflächen gebildet werden – Haut und Schleimhäute sind die naheliegenden Beispiele. Würde man die gesamte menschliche Schleimhaut ausbreiten, bedeckte sie eine Fläche von 600 Quadratmetern; bei der Haut sind es immer noch fast zwei Quadratmeter. Aber die Meisterin dieser Oberflächenbildung ist die Lunge, die für sich allein schon 70 bis 80 Quadratmeter ausmacht.

Was nennen wir Oberfläche? Steiner beschreibt sie metaphorisch als einen Aspekt der Sinnesfunktion, als Spiegel. Jede Oberfläche bildet einen Spiegel. Finden wir womöglich überall da, wo im Organismus eine Spiegelfunktion Voraussetzung für eine Sinnesfunktion ist, auch eine Tätigkeit der Lunge? Sie sehen: Es wird immer herausfordernder, wir müssen immer komplexer denken.

Steiner vertrat die Auffassung, dass die Sinne nur eine Wahrnehmung in unser Bewusstsein spiegeln, damit wir uns eine Vorstellung machen können. Wir müssen uns *vor* einen Spiegel stellen, wenn wir sein Bild sehen wollen, was dahinter liegt, sehen wir nicht! Und offenbar hat der gesamte Leib Spiegelfunktion – überall da, wo Oberflächen sind. Nicht nur beim Gehirn als Spiegel des Denkens, sondern an jedem Ort im Leib mit einer Oberfläche. Besonders deutlich wird das an der Leber, deren Oberfläche z. B. bei einer Bauchspiegelung die Lampe des Endoskops gestochen scharf spiegelt. Und wenn das Gehirn in seiner Spiegelfunktion versagt, wie wir es z. B. bei der Demenz erleben, muss man sich fragen, ob gar nicht primär das Gehirn, sondern eher die Lunge gestört ist. Ist also womöglich die Lunge an jeder Sinnesfunktion mitbeteiligt, weil sie durch die Oberflächenbildung das Spiegeln erst ermöglicht? Mehr noch: Ist vor allem der Tastsinn, den wir zum Spiegeln einsetzen, ein Sinn, der – wie noch zu zeigen sein wird – zur Lungenorganisation zu rechnen ist?

Grenzwahrnehmung

Die *dritte* große Lungentätigkeit der physischen Ebene ist die der **Grenzwahrnehmung**. Steiner beschrieb, dass das Menschen-Ich zwei absolute Erfahrungen braucht, um sich selbst zu erleben: das Abgrenzen nach außen und das Abgrenzen nach innen. Diese Fähigkeit, eine Grenze gegenüber der Welt zu erleben, erscheint mir als eine Lungenfunktion. Die Grenzerfahrung macht das Ich an den Lungenbläschen (den *Alveolen*), weil hier an der immensen Oberfläche die Grenze zwischen Innen und Außen besonders hervorsticht.

Das Großartige an dieser Grenze ist, dass sie nach zwei Seiten durchlässig ist: Es dringen hier Sauerstoff sowie feinstoffliche Substanzen in den Körper hinein und Kohlendioxid tritt heraus. „Grenze“ darf man hier nicht als etwas Ausschließendes und Absolutes denken, nicht als eine Art Dornröschenhecke, durch die nur der Prinz hindurchdringt. Grenze ist etwas, was ein gewisses Innehalten notwendig macht – wobei eine Beurteilung, eine Selektion stattfindet. Im Mittelalter z. B. kam man nicht in die Städte, bevor die Wachen einen hindurchließen. Grenze ist nicht undurchlässig, sondern ein Ort, wo ein Urteil gefällt wird. Ein Mensch kann sich abgrenzen – in jeder Hinsicht: seelisch und körperlich, bis ins Immunsystem hinein, welches unterscheiden muss zwischen „eigen“ und „fremd“. Das ist Wächterfunktion an der Grenze. Und diese Wächterfunktion haben auf ihre Weise auch die Lungenbläschen.

Das Interessante ist doch, dass die immense Oberfläche der Lunge eben nicht dazu dient, sich nach außen abzugrenzen, sondern im Gegenteil dazu, die Luft (Sauerstoff und Feinstoffe) von außen in den Körper aufzunehmen, aber eben nach einer gezielten „Entscheidung“, was durchgelassen wird und was nicht.

Schwerebildung

Die Lunge ist *viertens* das Organ, das uns das **Wesen der Schwere** erleben lässt. Man denke nur an den Roman *Der Zauberberg* von Thomas

Mann, in dem er beschreibt, wie tuberkulosekranke Menschen keine Schwere mehr erleben, sondern eine permanente Leichtigkeit des Seins. Das klingt erst schön als Ausgleich, weil wir heute mehr zur Schwere tendieren. Aber diese Leichtigkeit des Seins kann recht unangenehm pathologisch werden, z. B. in verschiedenen Schwindelzuständen. Die von der Lunge vermittelte Schwere ist auch der Garant, dass uns die Schwerkraft Haft auf der Erde gibt, und uns dadurch die gewaltige Erdbewegung im All nicht erleben lässt.

Zusammenfassend besteht die physische Organisation der Lunge, wo sie nach den Gesetzen des physischen Leibes arbeitet, aus den vier in diesem Abschnitt beschriebenen Aspekten:

- Verdichtung der imponderablen Stoffe aus der Natur zum Menschenstoff
- Oberflächenbildung als Spiegelfunktion für die Sinnestätigkeiten
- Grenzbildung nach außen und innen als Ich-Erfahrung
- Schwerebildung und -erleben als Kraft, die uns an der Erde hält und uns nicht abheben lässt.

Die Lebensebene

Im Folgenden verlassen wir die rein organisch-physische Ebene der Lunge und versuchen uns ein Bild von den dahinterliegenden, nicht unmittelbar sinnlich erfassbaren Kräften und deren Wirken zu machen.

Stirb und werde!

Die **organische Vitalität** der Lunge ist im Vergleich zu ihrer physisch-mechanischen Leistungsfähigkeit eher schwach ausgebildet. Das kann man schon daran ablesen, dass die Lunge eine außerordentlich schlechte Regenerationsfähigkeit hat. Wenn an der Lunge etwas zerstört wird, ist es ganz ähnlich wie beim Gehirn oder dem Zentralnervensystem: Alveolen regenerieren sich so gut wie nicht.

Wohl aber ist die Lunge das Organ, von dem Lebenskräfte ausgehen. Sie „schenkt" einen Großteil ihrer Vitalität dem übrigen Organismus. Steiner beschreibt die gestaltgebenden oder auch feinstofflichen Lebenskräfte bildlich als Lebens- oder Äther*leib*, differenziert diesen dann aber in vier Elemente, die in unterschiedlicher Art eine Verbindung zum physischen Leib schaffen. Mit ihnen ergreifen die Lebensvorgänge die stoffliche Welt der Organe. Dem Feuer begegnet der *Wärmeäther*, der Luft der *Lichtäther*, dem Wasser der *chemische oder Klangäther*, und der Erde – also allem Festen und Mineralischen im Leib – *der Lebensäther*. Dieser letzte ist nicht irgendwie im ganzen Körper verteilt oder eine große einheitliche Masse, sondern er hat in der Lunge seinen Quellort, aus dem heraus er im ganzen Organismus wirkt.

Der Lebensäther hat eine Qualität, die uns gedanklich fast nicht zugänglich ist. Er birgt etwas in sich, das Steiner mit dem Begriff „Daseinsgrund" in Zusammenhang gebracht hat. Er ist die Basis allen Seins. Der Lebensäther schafft etwas, worauf ich stehen kann. Für ihn steht ein Bild aus der griechischen Mythologie: das Bild der Mütter, der Urkräfte der Erde, gestaltungsmächtige Wesen. Es sind geistige Wesen, die tief in der Erde leben, das Licht scheuen und dem Menschen überhaupt nicht zugänglich sind. Wer zu den Müttern vordringt, kommt normalerweise nicht zurück. Goethe greift das in einem Gespräch zwischen Faust und Mephistopheles auf, denn Faust muss diese Mütter aufsuchen, er kann nicht er selbst sein, ohne den tiefsten Daseinsgründen zu begegnen. Genau davor fürchtet sich Mephistopheles, weil er genau weiß, dass er Faust dann verliert und damit auch dessen Seele. Er fürchtet, dass Faust dort etwas erfährt, was diesen lehrt, ihn – Mephistopheles – zu durchschauen. Deshalb rät er ihm davon ab, diesen Weg zu beschreiten, und als keines seiner Argumente fruchtet, äußert er als letzten Trumpf: „Du wirst da gar nichts finden." Daraufhin antwortet Faust mit diesem berühmten Satz: „In Deinem Nichts suche ich das All zu finden." Für Faust sind die Mütter das All. Deshalb erscheint mir der Begriff „Daseinsgrund" so passend.

Der Lebensäther reicht am stärksten an das Geistige heran, das Ich ist in ihm von allen Ätherarten am unmittelbarsten wirksam. Wir werden im Weiteren noch betrachten, wie er auch im Seelischen und Geistigen bestimmte Werte oder Notwendigkeiten für unser Menschendasein schafft, das darauf eben beruht. Es ist nachdenkenswert, dass dieser Ort, die Lunge, von dem der Lebensäther ausgeht, vom rein Biologisch-Lebendigen her gar nicht so vital ist. Das ist auch wieder so ein scheinbarer Widerspruch, weil das Wort „Lebensäther" nahelegt, er sei etwas von ganz besonderer Vitalität. Der

Lebensäther hat von seinem Wesen jedoch eher etwas, was uns dem Tod nahebringt, in dem Sinne, wie Angelus Silesius es ausgedrückt hat: „Wer nicht stirbt, bevor er stirbt, der verdirbt, wenn er stirbt." Mit anderen Worten: Der Tod ist eine Kraft in uns, aus der heraus wir immer neues Leben schaffen. In wie vielen Dingen müssen wir etwas in uns erst zum Ersterben bringen, damit das, was eigentlich neu oder Neubeginn sein will, wirklich möglich wird?

Auf der physiologischen Ebene ist das einfach vorstellbar: Die Schleimhaut z. B. kann überhaupt nur existieren, indem dauernd Schleimhautzellen sterben – man denke nur an die Darmschleimhaut. Würde sie sich nicht ständig erneuern, wäre das Leben des Menschen innerhalb kürzester Zeit erloschen. Bis auf wenige Ausnahmen gilt das für jede Zelle in uns, mit allerdings unterschiedlichen Geschwindigkeiten. Da wird permanent gestorben, damit neues Leben entstehen kann. Dafür gibt es das wunderbare Bild vom Phoenix aus der Asche, ein mythologisches Bild, wo erst etwas sterben muss, damit etwas viel Schöneres, Neues entstehen kann. Eine Krebszelle schaltet diesen Sterbevorgang (medizinisch: *Apoptose*) ab. Sie macht sich unsterblich – und Lungenkrebs ist meist mit einer raschen und hohen Sterblichkeit verbunden.

Der Lebensäther bringt also die Stoffe fast bis an die Grenze des Sterbens, manchmal sogar über diese Grenze hinaus. Für den Augenblick stirbt der Stoff, aber nur fast – denn gemeint ist nicht der endgültige Tod, wie wir ihn kennen, sondern ein Tod, aus dem heraus sofort das Neue gebildet wird: Stirb und Werde! Das ist das wirkliche Leben. In unserem Verständnis ist Leben zeitgebunden, vergänglich. Hier ist ein ewiges Leben gemeint, etwas, das in sich nie versiegt, wie eine Quelle. Der Tod wird hier zum Leben. (Ausführlicheres dazu habe ich in meinem Büchlein *Im Leben das Sterben üben* beschrieben)

Ernährung

Ein weiteres Element der Lebensebene der Lunge ist die **Ernährung**. So überraschend das auch ist: Das eigentliche Organ der Ernährung ist die Lunge! Damit ist nicht die Nahrungsaufnahme gemeint oder die Verdauung. Es ist eine andere, umfassendere Art von Ernährung gemeint, die in einem Wort aus der Bibel anschaulich wird, wenn in der dreifachen Versuchungsgeschichte die Steine zu Brot werden sollen und Christus antwortet: „Der Mensch lebt nicht vom Brot allein." Wir müssten schon sehr borniert sein und in höchst engen Gedankengrenzen leben, wenn wir noch glaubten, dass uns das Brot, der Salat, das Fleisch oder die Mousse au Chocolat allein ernähren würden. Wenn jemand sagt: „Das war jetzt Nahrung für meine Seele" muss man das ernst nehmen! Was nährt denn unser Leben? Das ist ein weiteres Geheimnis der Welt, und die Lunge spielt dabei eine entscheidende Rolle.

Leben muss dauernd neu erzeugt werden. Wie erzeugen wir Leben? Welche Rolle spielt dabei das Ernähren? Warum müssen wir uns überhaupt ernähren? Der Arzt Herbert Sieweke hat darauf geantwortet: Weil wir es wollen! Eine geniale Antwort! Ernährung ist etwas, was der Mensch *will*. Deshalb ist die seelische Ausdrucksform dieses Willens der Hunger. Dafür gibt es ja viele Varianten: Hunger auf etwas Neues, auf Veränderung, auf Leben. Ein Magersüchtiger hat keinen Lebenshunger mehr.

Hunger hat ganz unterschiedliche Mittel, durch die er gestillt werden kann – es müssen nicht immer Lebensmittel sein, aber sie gehören natürlich dazu. Ein gesunder Mensch hat Hunger. Hunger tut weh. Hunger beißt. Und wenn man gesund ist, stillt man ihn – ein Neugeborenes kann gar nicht anders als zu schreien, wenn es Hunger hat. So fängt das Leben an. Erst stillt die Mutter, dann stillt die Nahrung. Schon dabei sind die verschiedenen Dimensionen des Hungerns zu erleben, denn das Stillen befriedigt nicht nur den Hunger nach Milch, sondern auch den Hunger nach Nähe, nach Zuwendung, nach zwischenmenschlicher Kommunikation. Und ein Säugling, der nur die Milch erhält und sonst nichts, bekommt unweigerlich Gedeihstörungen.

Wenn ein Mensch keinen Hunger mehr hat, stimmt etwas mit seiner Lunge nicht – davon bin ich zutiefst überzeugt. Das Problem ist nur, dass wir das mit unseren doch noch recht groben Untersuchungsmethoden, die uns für die Lunge zur Verfügung stehen, oft erst sehr spät entdecken, nicht selten zu spät.

Zusammenfassend können wir sagen: Das, was wir von den ätherischen Kräften erwarten, die Regeneration, findet in der Lunge nicht statt. Ihr Thema ist vielmehr das „Stirb und Werde". Rudolf Steiner sprach mit Blick auf diese Lebensvorgänge im Ätherischen von „das Leben ertöten" – um neues Leben zu entfachen.

Die Empfindungsebene

Die dritte Ebene der Lunge betrifft das **Empfinden**. Leib und Seele bilden als Empfindungs*leib* und Empfindungs*seele* eine Gesamtheit, die nur gedanklich getrennt werden kann. Steiner sprach zusammenfassend von *Seelen-* oder *Astralleib*. In dieser leiblich-seelischen Empfindungswelt ist das tiefste Geheimnis der Lunge uns die **Fähigkeit zur Begegnung** zu vermitteln. In der christlichen Tradition existiert der Begriff der Kommunion, woraus in unserer modernen Welt die „Kommunikation" geworden ist. Dass ein Mensch kommuniziert, ich kann auch sagen: begegnungsfähig ist, setzt eine physiologisch gesunde Lunge voraus.

Das Medium der menschlichen Kommunikation ist das Wort, die Sprache. Beides braucht den Atemstrom, um hörbar zu werden. Dem steht eine zunehmende virtuelle Kommunikation gegenüber, wie sie durch die immer subtilere Ausgestaltung des Internets und seiner vielen Möglichkeiten realisiert wird. Bei immer radikalerer Anwendung dieser virtuellen Medien kommt es zwangsläufig zu einer Sprachlosigkeit, deren Folge eine Fülle von heute noch unbekannten Lungenkrankheiten werden könnte, weil eine zentrale Funktion dieses Organs nicht mehr in Anspruch genommen wird. Wie ein Muskel, der nicht mehr bewegt wird, verkümmert, wird auch die Lunge degenerieren. Dagegen wird die Lunge durch eine Kommunikation von Mund zu Ohr im Rahmen einer zwischenmenschlichen Begegnung gestärkt.

Der Begriff der **Kommunion** greift noch tiefer. Sie ist sakramental und beruht auf dem Christuswort „Wo zwei oder drei in meinem Namen zusammen sind, da bin ich mitten unter ihnen". Dem liegt letztlich auch Goethes Entdeckung der Polarität zugrunde, aus der Rudolf Steiner die Dreigliederung entwickelt hat. Denn gegensätzliche Zwei werden immer ausgeglichen und im Gleichgewicht gehalten durch ein Drittes. Das ist das tiefe, christliche Geheimnis der Begegnung.

Im alten Rom war Merkur der Kommunikator (in der griechischen Mythologie war es Hermes). Dieser Götterbote mit den Flügeln an Helm, Schultern und Knöcheln, der gleichzeitig auch der Gott der Händler und Diebe war, ist im Grunde genommen ein Vorläufer der modernen Medien. Er fliegt dauernd zwischen dem Olymp und der Erde hin und her und berichtet, was da alles in der Welt geschehen ist. Die

Götter hatten zwar keine Zeitung und auch kein Internet, aber sie hatten Merkur.

Etwas Weiteres, das die Lunge in sich trägt, ist das **Prinzip der Ordnung**. Die Lunge vermittelt dem Menschen das Gefühl von Ordnung: Es ist alles an seinem Platz. Das ist wichtig für den Organismus. Überlegen Sie nur, was es bedeutet, wenn ein bestimmtes Gewebe nicht dort wächst, wo es hingehört, sondern an irgendeiner anderen beliebigen Stelle im Körper. Wenn Bauchspeicheldrüsengewebe z. B. im Magen vorkommt, entstehen schwerste Geschwüre, die nur operativ behoben werden können. Oder wenn Gebärmutterschleimhaut irgendwo im Bauchraum versprengt wächst, kann das sehr schmerzhaft sein; eine solche *Endometriose* ist nicht selten mit ungewollter Kinderlosigkeit verbunden. Ein gesunder Organismus braucht seine Ordnung.

Ordnung ist heute aber eher ein Unwort geworden. Was steht heute bei uns für Ordnung? Die Polizei. Das Gericht. Das Gesetz. Die Verwaltung. Bürokratie. Alles nicht gerade mit einem guten Ruf gesegnet, sondern eher Ziel von Kritik und Widerstand.

Jedes Kind muss Ordnung erst einmal lernen. Ein (gesundes) Kleinkind hat meist noch keinen Ordnungssinn. Der entsteht vermutlich am ehesten innerhalb der ersten vier Schuljahre, wenn das Kind selbst so ganz allmählich das Bedürfnis danach entwickelt. Man muss aufpassen, kleinen Kindern nicht von außen eine kategorische Ordnung abzuverlangen. Das kann der Lunge nicht guttun. Diese will aus sich selbst heraus zur Ordnungsliebe anregen. Eltern können deshalb sehr viel für eine gesunde Lungenbildung tun – mit Vorbild und Nachahmung! Wenn die Eltern Ordnung vorleben (aber nicht etwa Pedanterie!), kann das Kind nachahmend eintauchen, und die Lunge wird gesund heranreifen.

Ein gesunder Organismus braucht also Ordnung in sich. Alles muss an der richtigen Stelle liegen, zur richtigen Zeit geschehen, mit der richtigen Intensität, und es muss „jemanden" geben, der das verantwortet: das Ich. Aber das Ich braucht dafür ein Werkzeug, und das ist die Lunge. Sie schafft die Voraussetzung dafür, dass im Organismus Ordnung herrscht. Vielleicht könnte man sogar sagen: über die Lunge ruft das Ich den Gesamtorganismus permanent zur Ordnung.

Die Begriffe Oberfläche, Spiegel, Grenzbildung hatten wir schon bei der physischen Ebene erwähnt, hier gehen wir jetzt noch eine Stufe höher: Die Lunge ist ganz sicher auch ein wichtiger Ort für die **Wahrnehmungsfähigkeit der Welt**, nach innen wie nach außen. Steiner sah in der Physiologie des Menschen ein „inneres Weltsystem" – die inneren Organe. Und eines seiner Worte, die später von ihm *Wahrspruchworte* genannt wurden, lautet: „Willst Du die Welt erkennen, schaue in Dich. Willst Du Dich erkennen, schaue in die Welt." Dabei geht es auch um Grenzbildung: Ich erkenne mich in dieser Welt oder an dieser Welt, indem ich mich von ihr abgrenze.

Ein weiterer Empfindungsbereich der Lunge ist das Temperament der **Melancholie** (lateinisch *melancholia)*, die „Schwarzgalligkeit", wie Hippokrates sie genannt hat. In einem anderen Menschen der Melancholie zu begegnen, kann anstrengend sein, vor allem, wenn sie einem selbst nicht zu eigen ist. Im dichterischen Werk von Christian Morgenstern gibt es eine Sammlung *Melancholie*, ein Thema das auch von anderen Dichtern angesprochen wird. Keine Poesie ohne Melancholie! Sie birgt viele Möglichkeiten, kann aber auch pathologisch werden.

Wenn man, wie Steiner, das Seelische differenziert in *Denken*, *Fühlen* und *Wollen* als die drei großen Seelengebiete, dann gehört zum

Denken die **Abstraktionsfähigkeit** – und das ist eine Lungenfunktion. Das Denken entwickelt aus der Lunge seine Fähigkeit zur Abstraktion.

Wenn man bedenkt, was der Lunge heute so zugemutet wird über die Luft und ihre Verschmutzung, kann man verstehen, dass sich da gewisse Dinge verfestigen im Sinne der Dialektik oder Abstraktionsfähigkeit. Es entsteht eine Art „Seelensklerose", ein Verhärten des Empfindens in dieser Abstraktionsfähigkeit, wo eigentlich eine andere Art von Bildsamkeit vorhanden sein müsste.

Der **Tastsinn**, wie ihn Rudolf Steiner verstanden hat, hat auch etwas mit der Lunge zu tun. Er vermittelt nicht nur das Wahrnehmen mit den Fingern, das wir üblicherweise Tasten nennen. Tasten können wir mit allen zwölf Sinnen. Wir stoßen dabei an die Welt außerhalb unseres Seins und kommen dabei in einem scheinbaren Widerspruch zu einem Selbsterleben, zur Selbsterfahrung. Deshalb könnte der Tastsinn auch „Seins-Sinn" heißen, im existenziellen Sinne. Da sind wir wieder bei dem Daseinsgrund. Er gibt mir das Leben, eine Existenz. Das passt sehr gut zur Lunge als „Erdorgan".

Wenn wir jetzt den Aspekt des *Fühlens* betrachten, so ist das Wesen der Lunge, **Lebens-**

freude und Lebenslust zu vermitteln. Ein wirklich gesunder Mensch hat diese Lebenslust – und er hat auch Lebensfreude. Dieses Fühlen einer Lebenslust und -freude kann man wunderbar an Kindern erleben: diese unbändige Freude und Lust, dass ein neuer Tag angebrochen ist, diese Haltung „mir gehört die Welt".

Geht man in die *Willensebene*, kommen wir zu einer Eigenschaft, die heute auch immer schwieriger zu leben wird: **Standfestigkeit**. Beides hat mit der Lunge zu tun. Es wird ja bestritten, dass Luther das so gesagt hat, aber wenn, dann ist es ein toller „Lungensatz": „Ich stehe hier, ich kann nicht anders. Gott helfe mir, Amen." Martin Luther soll das gesagt haben, als er vor den Kaiser trat und ihm klar war, dass er bald „vogelfrei", also rechtlos erklärt werden würde. Er hatte den Mut, diesen Satz auszusprechen. Das ist Standfestigkeit. Er hatte einen Standpunkt. Das Wesen der Lunge ist nicht Beliebigkeit.

Das zweite, was in dieser Seelenschicht der Lunge dem Wollen zugehört, ist der **Lebenswille**. Ja sagen zum Leben! Das ist eine innerste Qualität für das, was der Mensch braucht. Jeden Tag Ja zu sagen zum Leben ist gar nicht so einfach – wie viele Menschen leben und arbeiten heute, weil sie es müssen, aber nicht, weil sie es wollen!

Die geistige Ebene – das Ich

Und dann kommen wir auf die letzte, höchste Ebene, die geistige Ebene zu sprechen. Da tritt in der Lunge das Ich unmittelbar in Erscheinung, aber nicht organisch-räumlich-zeitlich, sondern außerhalb von Raum und Zeit. Es entsteht für das Ich eine Kraft, die es im rein Geistigen hat, die sich an der Lunge bestätigt und widerspiegelt: **die Kraft des Vertrauens**. Ohne gesunde Lunge kann man nicht vertrauen.

Mit dem Vertrauen hängt auch der Glaube zusammen. Hier ist allerdings nicht der Glaube im Sinne eines Bekenntnisses gemeint, sondern ein Glaube, der über das Wissen in dem Sinne hinausgeht, dass er mich trägt. Deshalb meine ich, dass Vertrauen und Glaube zusammenstehen. Der Glaube ist die Basis des Vertrauens: Mir wird nichts geschehen, was nicht geschehen soll.

Eines der größten Symptome des Vertrauensverlustes der Menschen ist das Wachstum des Versicherungswesens. Goethe hatte keine Lebens- oder Krankenversicherung. Und auf die Idee, für seine italienische Reise eine Reiseversicherung abzuschließen, ist Goethe wohl gar nicht erst gekommen! Das ist erst gut 200 Jahre her. Das Versicherungswesen hat seinen Ursprung Ende des 19. Jahrhunderts – Bismarck stieß damals die Krankenversicherung an. Heute ist das Versicherungswesen einer der größten Faktoren der (Finanz-)Wirtschaft.

Neben Vertrauen und Glaube erlebt das Ich vermittels der Lunge auch sein **Leibwerden**. Wir nennen dieses Erleben „Inkarnation", wörtlich übersetzt bedeutet das „Ins-Fleisch-Gehen" oder „Im-Fleisch-Sein". Um diese Erfahrung zu machen, dient ihm die Lunge als Organ. Diesen leibbezogenen Anteil des Ich nannte Steiner die „Ich-Organisation" oder auch den „Ich-Leib".

Auf den Wegen der **Wärmeorganisation** betritt unser Ich die räumlich-zeitliche Gestalt des Leibes bis in alle Einzelheiten, bis zur letzten Zelle, und prägt seine Individualität allem ein. Der von den Eltern vorbereitete Modellleib wird so allmählich zum Individualleib. Inkarnation ist so gesehen ein lebenslanges Geschehen und findet jeden Augenblick statt. Ist dieses Bestreben vom Ich zum Leib gestört, besonders in der Kindheit oder Jugend oder als Folge schwerer Traumata im späteren Leben, ist die Lunge mitbetroffen, und eine kausale oder rationale Therapie muss sie mit einbeziehen.

Schauen wir zum Schluss noch einmal zusammenfassend auf die Lunge in ihrer Viergliedrigkeit, dann finden wir eine ganz starke Physis und eine ebenso starke Empfindungsfähigkeit, eher sich zurücknehmende Lebenskräfte und ein nur sehr zartes, aber in Vertrauen und Glaube mit großer Kraft auftretendes geistiges Ich. Die Lunge kann also als ein physisch-astral betontes Organ bezeichnet werden.

Krankheitstendenzen

Ehe hier die eigentlichen, am Organ Lunge sich manifestierenden Krankheiten dargestellt werden, sollen vorab Krankheitstendenzen angesprochen werden, die ihre Ursachen schwerpunktmäßig in einer der vielfältigen geschilderten Lungenfunktionen haben, sich jedoch anderswo im Organismus zeigen. Jedes Organ ist Teil des Ganzen, und so wirken seine Tätigkeiten über die Grenzen des betreffenden Organs hinaus immer in den Gesamtorganismus hinein, leiblich und seelisch. Die besondere Aufgabe der Diagnose ist es, außerhalb der Lunge erscheinende Krankheiten oder Störungen aus ihr stammend zu entdecken und so eine wirksame Basistherapie von der Lunge aus vorzuschlagen. Hier sind vor allem die künstlerischen Therapien angesprochen, weil sie nicht auf anatomische Grenzen ausgerichtet sind, sondern in den ganzen Organismus durchdringen. Das gilt auch für die Pflegetherapien der Rhythmischen Organeinreibungen oder der Rhythmischen Massage. Sie werden hier nicht differenziert dargestellt, der ärztliche Blick des Autors soll nur beispielhaft auf einzelne Arzneimittel gerichtet werden, denn die Arznei ist neben dem Gespräch die eigentliche therapeutische Domäne des Arztes.

Verhärtung und Erweichung

Jedem Ort im Organismus das ihm angemessene, gesunde Maß an Festigkeit und Dauer zu geben, nannten wir *Sklerosieren* und haben es als eine typische Lungenfunktion beschrieben. Tritt also irgendwo in anderen Organen oder Geweben Verhärtung oder Verdichtung auf, muss man eine mögliche gestörte Lungenfunktion in Erwägung ziehen. Gleiches gilt für die Erweichungen oder Auflösungserscheinungen, denen das rechte (gesunde) Maß an Verfestigungskraft fehlen.

Das lässt sich gut an den Knochen veranschaulichen: ein Zuviel an Verhärtung zeigt sich beim Kind z. B. an der „Marmorknochenkrankheit“ (*Osteosklerose*), einer heute sehr selten gewordenen Krankheit, die früher auch auf ein Übermaß an für die Rachitis-Prophylaxe verabreichtem Vitamin D zurückgeführt wurde.

Dem gegenüber steht die Knochenerweichung (*Osteomalazie*) als nicht ausreichende Verhärtung des Skelettsystems, wie sie zum Beispiel bei schweren Hungerzuständen auftritt. Es handelt sich in beiden Fällen um ein Ungleichgewicht durch ein Zuviel oder Zuwenig.

Die **Osteoporose** ist die Sklerosekrankheit des Knochens. Alles, was an diesem Knochen lebendig ist und Aufbau will, wird zerstört, die Strukturen im Innern des Knochens (*Spongiosa*) schrumpfen. Die Entkalkung des Knochens ist dabei sekundär, weil die Knochengrundsubstanz (*Matrix*) verschwindet und sich als *Folge* davon kein Kalk mehr einlagern kann. Bildhaft gesprochen: Die verfestigende Lungentätigkeit wirkt zu stark im ganzen Knochensystem, was sich in abbauenden Tätigkeiten zeigt. Deshalb muss in der Therapie die Lunge immer mit einbezogen werden.

Eine andere Krankheit betrifft das Bindegewebe. Wenn zu stark verfestigt wird, entsteht eine extreme Krankheit, die allerdings sehr selten vorkommt: die Von-Recklinghausen Krankheit (*Neurofibromatose*). Dabei macht sich im ganzen Körper verhärtet wucherndes Bindegewebe breit. Gleiches gilt für *Organfibrosen*, zum Beispiel die *Leberzirrhose*.

Tendenziell ist unsere Zeit jedoch eher geprägt von einer Bindegewebs*schwäche.* Man denke nur an die vielen Bänderverletzungen im Leistungs- und Freizeitsport, die oft schon bei geringer Belastung auftreten. Oder an die vielen Rückenleiden, die heutzutage zu einer Volkskrankheit geworden sind. Da spielt das Bindegewebe – das früher treffend als Stützgewebe bezeichnet wurde! – eine zentrale Rolle. Denn die einzelnen Wirbel werden durch eine geniale Bänderkonstruktion stabilisiert, wie die Takelage an einem Segelschiff. Das große Feld der Rücken- und Gelenkbeschwerden hat seine Wurzeln häufig in einem geschwächten Bändersystem und damit in einer Bindegewebsschwäche. Heute erkennt man durch die Faszienforschung immer mehr, wie bedeutsam dieses Gewebe für den ganzen Organismus ist. Auch hier kann die gestörte Lungenfunktion in das Verständnis der Ursachen mit einbezogen und für eine erfolgreiche Therapie genutzt werden.

Licht und Finsternis

In jedem medizinischen Lehrbuch kann man lesen, dass das Bindegewebe stofflich aus *Fibro-*

zyten besteht. Für diese Zellen ist Kiesel sehr wichtig, sie bilden ein stark kieselhaltiges Gewebe. Kiesel ist eine der wichtigsten Erdsubstanzen. Erde ist abgesehen von Kohlenstoff und Kalk immer auch Kiesel. Im Gegensatz zu Kohle und Kalk ist Kiesel vollkommen lichtdurchlässig. Er ist eine Erdsubstanz, die mit dem Licht zu tun hat. Das verbindet Kiesel mit der Aufrichte und dem Bindegewebe, das in sich die Kraft des Aufrichtens hat und damit die Schwere überwindet. Kiesel hat die Fähigkeit, dem Ich zu helfen, Grenzen nach außen und innen zu bilden, sich abzugrenzen. Auch diese Grenzbildungsfähigkeit haben wir der Lunge zuzuschreiben.

Was aber ist das Wesen der Schwere? Die Welt der Finsternis! Denn Licht ist Leichte, es „leichtet", Finsternis „schwert". Alles, was wir in uns an Schwere erleben, kommt aus der Kraft der Finsternis. Finsternis ist jedoch nicht als Abwesenheit von Licht zu verstehen, sondern als eine völlig eigenständige Entität, eine Weltenkraft, die ihre Notwendigkeit und Berechtigung hat und die irgendwann einmal in Ur-Ur-Zeiten das Licht getragen haben muss. Einstmals waren Licht und Finsternis eins. Es gehört zu den wesentlichen Worten der mosaischen Schöpfungsgeschichte, dass Gott an einem seiner Werktage das Licht von der Finsternis schied. Licht und Finsternis werden getrennt – eine besondere Steigerung dieser Anschauung ist der Prolog im Johannes-Evangelium, wo die Begegnung von Licht und Finsternis noch einmal in ganz anderer Weise ergriffen wird: „Das Licht schien in die Finsternis, aber die Finsternis hat es nicht ergriffen." Die Finsternis war nicht bereit, das Licht wieder aufzunehmen. Das, was eigentlich zusammen will, blieb getrennt.

In einer Meditation für junge Ärzte stellt Rudolf Steiner das Licht und die Finsternis einander gegenüber und nennt sie „Leuchtekraft" und „Schweremacht". In dieser Schwere lebt auch die Welt der Macht. Man denke nur an die heutige Welt der Mächtigen. Die arbeiten nicht aus dem Licht heraus, sie arbeiten aus der Finsternis. Das ist so unmittelbar erlebbar. Licht dagegen gibt Kraft statt Macht.

Dieser Macht der Finsternis begegnen wir durch die Lunge. Sie ist ein Ort, in dem diese Kraft sich ganz stark manifestiert, aber nicht im negativen Sinne der Macht, sondern im Sinne des Guten. Denn mit dieser Art der Schweremacht erhält unser Körper genau das Maß an Schwere, das wir als Erdenmenschen brauchen.

Die Schwere hält uns an der Erde. Sie verhindert, dass wir die Bodenhaftung verlieren.

Diese Schwerewelt, die aus der Welt der Finsternis stammt, ist auch die Ursache der **Depressionen**. Der Psychiater Rudolf Treichler hat schon früh erkannt, dass die Depression keineswegs eine einheitliche Krankheit ist, sondern sich durch die Art der Organbeteiligung stark differenziert. Die Depression, die mit der Lunge verbunden ist, nannte man früher Schwermut; ein völliges Versinken in die Schwere des Leibes. Schwermut ist ein absolut treffender Begriff, der diese Welt der Depression sehr anschaulich bezeichnet, die so ganz anders ist als eine *agitierte* (von außen erregte) oder *somatogene* (körperlich bedingte) Depression. Jeder Depressive erlebt diese Schwere leiblich und seelisch in sich.

Die **Tuberkulose** als Schwerekrankheit steht polar dazu auf der anderen Seite, im Sinne eines Verlustes der Schwere. Da können sich die Finsterniskräfte nicht mehr richtig an das Organ der Lunge binden und von da aus unter der Regie höherer Kräfte zum Nutzen des Organismus eingesetzt werden. Bei der Tuberkulose verselbständigen sich die „Geister der Finsternis". Kommen Tuberkelbakterien ans Licht, verlieren sie ihre Wirkung. Sie sind, bildhaft gesprochen, ein „lichtscheues Gesindel".

Grenzwahrnehmung und Grenzbildung

Als eine weitere Lungentätigkeit hatten wir die **Grenzwahrnehmung**, beziehungsweise Grenzbildung geschildert. Auch das gehört zu einer guten Wahrnehmung eines anderen Menschen: Wie lebt er mit seinen Grenzen? Es gibt Menschen, die unglaublich enge Grenzen haben, und solche, die total grenzenlos zu sein scheinen. Man denke z. B. an einen Pedanten oder Fanatiker oder eben an einen „Entgrenzten", der keine Grenzen kennt.

Das Bild, das Steiner hier mit Blick auf die Funktionalität des Lebensleibs gegeben hat, ist die Gegenüberstellung von Nervenschwäche (*Neurasthenie*), wo die Grenzen zu eng gezogen werden, und Hysterie (im Sinne einer Entgrenzung). Ein Heuschnupfen z. B. kommt aus der Grenzenlosigkeit der Hysterie, ein Lungenasthma aus der Enge der Neurasthenie. Beides lenkt den Blick auf die Lungenorganisation.

Ein Asthmakranker macht die Welt so eng, dass er sie gar nicht mehr sieht, sondern nur noch sich selbst erlebt. Aber Vorsicht: Das darf man nicht moralisch verstehen! Es gibt wenige Krankheiten, an denen man als Arzt ein so intensives Mitgefühl entwickeln muss wie bei Asthmakranken, die ja in einer permanenten Atemnot leben. Diese Krankheit ergreift die Lunge unmittelbar. Sie ist aber nicht die einzige. Es gibt auch ein Asthma des Darms – und man kann den Reizdarm durchaus als Asthma des Dickdarms bezeichnen. Ebenso den Bluthochdruck als eine Art „Nierenasthma“. Das gemeinsame Geschehen kann auch als Krampfgeschehen charakterisiert werden. Krämpfe haben einen Ursprung in einer lungengesteuerten Neurasthenie.

Die Frage ist dann: Wie lassen sich die Grenzen wieder erweitern? Und die Gegenfrage: Wie lässt sich eine verlorengegangene Grenzbildung wieder auf ein gesundes Maß einengen? Das eine ist eine zu starke Einatmung, das andere eine zu starke Ausatmung. Aber nicht im Sinne der Lungenatmung – der ganze Mensch ist ja durchatmet.

Ein- und Ausatmen

Das Organ der *Ein*atmung ist die Lunge als Tor der Seele zu ihrer Begegnung mit dem Leib im Sinne der Inkarnation. Der Impuls zur *Aus*atmung geht von der Niere aus, nicht von der Lunge. Deshalb kennt die moderne Physiologie auch nicht die Quelle der Ausatmung. Sie sucht sie immer nur im Zusammenhang mit der Lunge selbst und erklär sie aus dem Erschlaffen der Atemmuskulatur, wodurch die Luft ausströmt. Dabei übersieht sie jedoch, wie aktiv die Ausatmung ist. Man denke nur an das Lachen, das ohne Ausatmung gar nicht möglich ist. Wenn man den Impulsgeber dafür sucht, stößt man auf die Niere. Hier sei nur so viel erwähnt: Die Nieren sind Organe der Lichtbildung (Stichwort „Leuchtekraft“), so wie die Lunge ein Organ der Bildung von Finsternis („Schweremacht“) ist. Da, wo der Leib in der Einatmung von der Seele bedrängt wird, Enge erlebt, eventuell gesteigert zur Angst, erlebt er in der Ausatmung Befreiung, Erleichterung, auch Erfrischung, wie Goethes es in seinem Gedicht von den zweierlei Gnaden des Atmenholens benannt hat:

Im Atemholen sind zweierlei Gnaden:
Die Luft einzieh'n, sich ihrer entladen.
Jenes bedrängt, dieses erfrischt –
So wunderbar ist das Leben gemischt.
Du danke Gott, wenn er dich presst,
und dank ihm, wenn er dich wieder entlässt.

Hunger

Schauen wir jetzt noch kurz auf den Hunger als Funktion der Lunge. Ein gesunder Mensch muss Hunger haben, auch im übertragenen Sinne, z. B. nach Kultur oder Bildung. Im Hunger entdecken wir etwas sehr Zukunftsgerichtetes. Alle heute so häufigen Essstörungen wie Anorexie und Bulimie sind Inkarnationsstörungen. Die Menschen die daran erkranken spiegeln uns eigentlich unsere Art zu leben. Sie sind Spiegelbild einer Welt, in der sie nicht leben wollen und können, weil sie mit ganz anderen Idealen auf diese Welt gekommen sind. Ähnlich wie Menschen mit Bronchialasthma rufen Essgestörte ein tiefes Mitleidensgefühl in uns wach und alle Therapie muss in die Richtung gehen, diesen Menschen zu helfen, gerne Erdenbürger zu sein. Immer muss vom Organischen her dabei die Lunge angesprochen werden, der Inkarnationswille, die Lebenslust. Das Therapiekonzept muss deshalb künstlerische und pflegende Elemente mit spezifischen Arzneimitteln verbinden, mit dem therapeutischen Gespräch als Mittelpunkt.

Arzneimittel

Worin besteht die Qualität eines Arzneimittels oder Medikamentes? Der Arzt und Naturphilosoph Carl Gustav Carus (1789–1869) formulierte das sehr eindrücklich: „In der Arznei wirkt nur der Geist.“ So einfach dürfen wir es uns heute nicht machen, aber im Prinzip ist es doch eine hochinteressante Frage: Wenn eine Ärztin/ein Arzt eine Arznei verordnet oder ein/e Pflegende/r eine Substanz einreibt – was wirkt da eigentlich? Ich hatte dafür schon sehr früh eine Arbeitshypothese, auch aufgrund der Beschäftigung mit der Phytotherapie, der Pflanzenheilkunde. Warum unterscheiden sich die pflanzlichen Mittel von den synthetischen, modernen Medikamenten so grundlegend? Wo die synthetischen Mittel den Organismus zu etwas zwingen oder Fehlendes künstlich ersetzen, haben die Naturarzneimittel den Charakter, ihn aufzufordern, einen Ausgleich anzuregen oder etwas zu übernehmen, was das Ich im Moment alleine nicht kann. In Naturarzneimitteln kommen die

Substanz und der Wille des Menschen, der sie anwendet, zusammen. Beides wirkt gemeinsam. Deshalb ist das wahre Wesen der Arznei die Begegnungsfähigkeit. Das ist der Ausgangspunkt. Diese Mittel lassen den Menschen frei, sie zwingen nicht – ja, sie wirken nur, wenn der Mensch es will!

Wenden wir uns zunächst den rein **mineralischen** Arzneimitteln zu. Diese werden insbesondere bei Problemen mit der Ein- und Ausatmung angewendet. Das stärkste Ausatmungsmittel überhaupt ist der Kalk: „Kohlensaurer Kalk ist der Motor der Ausatmung", hat Steiner gesagt.

Da wird in der Anthroposophischen Medizin ein besonderes Mittel eingesetzt: *Conchae*, der Austernschalenkalk. Kohlensaurer Kalk ist der Beweger der Atmung. Kohlensäure ist der wesentliche Bestandteil unserer Ausatmung und zugleich Nahrung für die Pflanzen. Das Tier ist wie der Mensch beseelt, *Conchae* dadurch eine mineralische Substanz, die mit der Empfindungsfähigkeit der Seele verbunden ist und so auf dem Wege zum Menschsein, als Vorstufe des Menschen. Was für ein tiefsinniges und auch geheimnisvolles Heilmittel!

Conchae ist *das* Konstitutionsmittel bei einer zu engen Grenze. Es hilft den Menschen, diese Grenzen wieder zu weiten. Es ist nicht so sehr ein spezifisches Mittel für eine organbezogene Krankheit, wie es das Bronchialasthma darstellt. *Conchae D10* ist auch ein großartiges Schlafmittel für Menschen, die nicht gut einschlafen können, weil sie nicht loslassen können, zu sehr bei sich bleiben, in sich „verhaftet" sind.

Phosphor kann spezifisch wirken, aber auch konstitutionell. Dann stützt es die Einatmung, konzentriert eine zu weit gewordene Grenze und wirkt so „inkarnierend".

Zwischen beidem vermittelt der Kiesel. Er kann engen und weiten, er unterstützt die grenzbildende Ich-Tätigkeit nach außen wie nach innen. Alle mineralischen Substanzen haben einen starken Ich-Bezug.

Über das rein Mineralische hinaus wurden auf Anregung Steiners drei Gruppen von Arzneien entwickelt, die hier als Beispiele dafür genannt werden, wie Prozesse angeregt werden können, die bis in die Lungenorganisation hineinreichen, damit diese wieder die Verdichtungs-, Schwere- und Hungerprozesse im richtigen Maße ausübt. Jede solche Arzneitherapie begleitet die Frage: Wie lässt sich die Ordnung der einzelnen Funktionen und zwischen den verschiedenen Leibesgliedern wiederherstellen?

Die größte Gruppe von Arzneien, die ganz spezifisch die Lunge betreffen, in dem Sinne, wie wir sie jetzt besprochen haben, sind die **Kohlepräparate**. Sie werden in der Naturheilkunde unter dem Begriff *Carbo* zusammengefasst. In der anthroposophischen Pharmazie hat man dafür das Holz der Birke verkohlt (*Carbo Betulae*), was schon Hippokrates kannte. Ursprünglich war von *Carbo Vegetabilis* die Rede, von Pflanzenkohle. *Carbo Vegetabilis* gilt in der Naturheilkunde als außerordentliches Adsorptions- oder Bindemittel, das Dinge an sich bindet, die sonst dem Organismus schaden würden. Oberflächlich betrachtet wird das gerne als eine Art Entgiftungsprinzip bezeichnet. Das ist zwar nicht falsch, aber darüber hinaus muss Pflanzenkohle im Gegensatz zu *Carbo Animalis*, der Tierkohle, als Substanz angesehen werden, die bereit ist, eine gewisse Belastung auf sich zu nehmen, um Schaden vom Menschen abzuwenden. Die Arznei der Naturheilkunde will vor allem dienen. Die Medikamente der konventionellen Medizin dagegen wollen vorwiegend herrschen. Damit sind wir wieder im Bereich der Macht.

Carbo- oder Kohlepräparate sind Grundmittel für die Behandlung von Krankheiten, die ihre – oft verborgene – Ursache in der Lungenorganisation haben. Sie schaffen eine neue Grundordnung, sie bereiten das Feld vor, damit es für die spezifische Arznei aufnahmefähig ist. Denn Kohle oder Kohlenstoff ist die Grundsubstanz der Lunge. Man denke nur an die Verwandlungsfähigkeit und Erscheinungsvielfalt der Kohle über den weichen Graphit bis zum harten reinen Diamanten; an dessen Festigkeit und zugleich funkelndes Licht. Da sind die Zusammenhänge mit der Lungendarstellung offensichtlich.

Gleichzeitig können wir der heilenden Wirkung eine Richtung geben: in *Carbo Equiseti*, der Schachtelhalmkohle, wirkt der Kiesel mit dem Kohlenstoff zusammen, denn Schachtelhalm ist die kieselreichste Pflanze überhaupt. Ihre Spezialisierung für die Lunge besteht im Entgegenwirken von Verfestigungs- und Ablagerungstendenzen.

Das Kombinationspräparat *Carbo Betulae D8 / Crataegus D2* (Weleda) bildet eine besondere Zweiheit von Birkenkohle mit *Crataegus*, dem Weißdorn. Es verbindet Lunge und Herz, wenn dieses beim Blutkreislauf durch eine kranke

Lunge zu viel Widerstand überwinden muss (siehe *Cor pulmonale*, Seite 12 ff.). In der Zukunft und unter anderen, freieren Voraussetzungen der Arzneimittelherstellung könnten weitere wichtige Kohlepräparate aus Pflanzen entwickelt werden, als Grundmittel einer differenzierten Basistherapie von Lungenkrankheiten.

Rudolf Steiner hat den Ärzten aufgetragen, der Arznei immer etwas von sich mitzugeben, wenn sie sie verordnen. Er beauftragte sie, sich dem Heilen zur Verfügung zu stellen. So macht sich die Ärztin/der Arzt idealerweise die Arzneimittel zu Freunden, was heißen soll, sie in ihrem Wesen und ihrer Besonderheit ganz und gar kennenzulernen, ihnen zu vertrauen.

Steiner hat auch der Pharmazie eine Richtung gewiesen, wenn es darum ging, ganz neue Arzneimittel zu entwickeln. Daraus sind Präparate entstanden, die die Sammelbezeichnung *Solutio* (Lösung) haben, z. B. *Solutio Ferri comp.* Das ist die **mineralische Komposition** nach dem Vorbild der Brennnessel (*Urticaria dioica*). In ihr verbinden sich Kalium- und Eisensalze, Weinsäure und Schwefel zu einer neuen Einheit. *Solutio Equiseti comp.* ist eine mineralische Komposition des Schachtelhalms. Auch hier liegen noch ungehobene Schätze zukünftiger Pharmazie und menschengemäßer Heilmittel.

Und es gibt noch eine dritte Arzneimittelart, die von Steiner angeregt wurde und ebenfalls zu den konstitutionellen Mitteln gehört: das sind die **vegetabilisierten Metalle**. Mit ihnen soll ein Metall, das von einer Pflanze aufgenommen wurde, im menschlichen Organismus wirksam werden. Dafür wird aus einem natürlich vorkommenden Metall (z. B. Silber, Gold, Kupfer) eine lösliche Zubereitung hergestellt. Diese dient als „Düngemittel" für die Erde, in der die jeweilige Pflanze wächst. Die Pflanze wird zur Blütezeit geerntet und kompostiert. Im nächsten Jahr düngt dieser Kompost ein neues Beet für die gleiche Pflanzenart. Die Prozedur wiederholt sich noch ein weiteres Mal, bevor im dritten Zyklus die Heilpflanze herangewachsen ist, die dann zum Arzneimittel weiterverarbeitet wird. Auf diese Weise wird das an sich leblose Metall in einen Lebensprozess eingeschleust und dabei ebenso potenziert wie dynamisiert. In diesen Präparaten wirken vor allem die Metalle und weniger die Pflanze.

Metalle sind die irdische Ausgestaltung starker planetarischer Kräfte. Sie waren ursprünglich alle einmal flüssig und verfestigten sich – mit Ausnahme des Quecksilbers – mit der zunehmenden Mineralisierung der Erde, die in Urzeiten auch einmal viel weicher war. Metalle haben ein starkes Eigenwesen, welches das noch junge Ich nur mühsam in seinen Dienst stellen kann. Durch die Pflanze erleben die Metalle Selbstlosigkeit, und es wird ihnen durch das Vorbild der Pflanze leichter, dienen zu können. Für das Ich werden sie so in ihrer Wirkung intensiviert, sie haben dann rein helfenden Charakter.

Es gibt in der Anthroposophischen Medizin eine ganze Reihe von vegetabilisierten Metallen. Sie sind an der Benennung der Pflanze, des Metalls und dem Zusatz *cultum* („kultiviert") erkennbar. Nehmen wir als Beispiel *Bryophyllum Mercurio cultum*: Quecksilber (im lateinischen Begriff *Mercurium* steckt Merkur als „kosmischer Bote" oder Begegner, siehe Seite 38ff.) als Metall der Lunge, Bryophyllum als die Heilpflanze der hysterischen Konstitution (siehe Seite 55f.) schlechthin. Es ist ein ganz wichtiges Grundheilmittel für Krankheiten, bei denen die Lunge die Grenzbildung nicht mehr vermittelt und alles aufzulösen, zu verflüchtigen droht.

Dies alles sind nur Andeutungen zum Verständnis anthroposophisch begründeter Heilmittel, die auch aus der Homöopathie oder Phytotherapie stammen könnten. Sie sollen als Beispiel dienen, um anzuregen, die Besonderheit solcher Arzneimittel besser zu verstehen und erleben zu lernen. – Wir beschränken diese Darstellung auf vorwiegend mineralische Substanzen; es wären noch Beispiele von pflanzlichen und tierischen Arzneimittel zu nennen, die aber den Rahmen dieser Abhandlung sprengen würden. Sollen sie beim Menschen heilend wirksam werden, muss er ihnen – soweit er es schon kann – ein gewisses Verständnis entgegenbringen. Da stehen wir noch am Anfang eines Weges.

Organische Lungenkrankheiten

Im Folgenden soll nun näher auf die Krankheiten eingegangen werden, die die Lunge oder das Bronchialsystem selbst betreffen.

Lungenentzündung

Schauen wir auf eine Krankheit, die weit verbreitet ist und im Erwachsenenalter das Musterbeispiel einer Entzündungskrankheit darstellt. Sie ist nicht vergleichbar mit den Entzündungen im Rahmen von Kinderkrankheiten, die nicht wirklich im Sinne einer Polarität zur Sklerose gesehen werden können, sondern als ein eigenständiges Phänomen. Kinderkrankheiten sind Entwicklungshelfer in der Verwandlung vom Modellleib zum Individualleib, beim Erarbeiten der individuellen Immunität. Zu ihnen gehört auch, dass sie ansteckend sein können.

Eine Lungenentzündung (*Pneumonie*) ist dagegen nicht ansteckend, und gilt als Modell für den Typus einer Entzündung. Jede Entzündung hat eine Art Zeitgestalt. So wusste man früher ganz genau, dass eine Lungenentzündung am sechsten oder siebten Tag ihre Krise hatte. Da entschied sich, wie es mit dem Patienten weitergeht. Bevor es Antibiotika gab, sind viele Menschen an der Lungenentzündung gestorben.

Richtig verstanden ist eine Lungenentzündung die Krankheit des „Stirb und Werde". Damit ist gar nicht das Sterben selbst gemeint, sondern der Tod als Aspekt des Lebens (siehe Seite 31 ff.). Deshalb ist eine Lungenentzündung, so paradox das klingen mag, eine Verjüngungskrankheit. Sie hat etwas damit zu tun, dass der Mensch noch einmal auf besondere Art die Möglichkeit erhält, vom Geist ergriffen zu werden. Die Lunge erkrankt, um als Ich das „Stirb und Werde" ganz neu zu begreifen. Wenn das gelingt, erlebt man, dass der Leib neu und stark vom Geist durchdrungen wird – was verjüngt. Denn jung macht uns der Geist. Es ist dieser unglaubliche Irrtum der ganzen Altersforschung und des „Anti-Aging", das Altern auf den ganzen Menschen zu beziehen. Denn nur der Leib ist den Gesetzen des Alterns unterworfen und wird im Tode abgelegt. Die Seele kann ständig jünger werden, wie es z. B. Goethe empfand und auch aussprach. Der Geist aber, unser Ich, ist ewig jung.

Eine Lungenentzündung ist in jedem Alter möglich, von der Geburt bis zum Tod. Interessant ist, dass viele Menschen, die gesund sterben, ohne vorher erkennbar erkrankt zu sein, eine „finale Pneumonie“ hatten. Wenn man den Leichnam obduziert, sind die Lungen eindeutig entzündet. So kann eine Lungenentzündung tatsächlich ein Tor zu einer anderen Welt sein. Das zeigt sich auch daran, dass eine Lungenentzündung immer Respekt einflößt, eine fast heilige Scheu. Man merkt, da geschieht etwas, was unmittelbar mit der Individualität zusammenhängt, weshalb eine besondere Achtsamkeit bei der Behandlung vonnöten ist.

Dieses Tor zur geistigen Welt, welches mit dieser Krankheit berührt wird, lässt aber auch mutig werden. Denn die Frage, ob es durchschritten oder als Wendepunkt gesehen wird, liegt bei den Ärzten und Therapeuten sowie bei dem Erkrankten selbst. Das heißt nicht, dass man den Patienten seinem Schicksal überlässt und es ihm freistellt, durch das Tor hindurchzugehen oder umzukehren. Die Arbeit des Arztes ist, wie auch Steiner sagte, immer auf das Leben gerichtet. Er hat eindeutig betont: Der Arzt darf gar nicht in Erwägung ziehen, einen Menschen an seiner Krankheit sterben zu lassen, sondern es muss für ihn immer Ansporn sein, das Leben zu erhalten. Aber auch unter dieser Prämisse war es für mich nie schwer, eine alternative Therapie anstelle der Antibiotika (wörtlich „gegen das Leben") einzusetzen und die Lungenentzündung therapeutisch zu begleiten, sie nicht nur wegzuscheuchen oder zu unterdrücken. Natürlich immer mit dem verantwortlichen Blick auf das Weiterleben.

In meiner Abteilung im Krankenhaus Rissen haben wir 1988 einmal die bei uns behandelten Lungenentzündungs-Krankengeschichten im Rückblick auf drei Jahre analysiert. Dabei haben wir die rein anthroposophische Therapie (ohne Antibiotika) mit der konventionellen (mit Antibiotika) verglichen. Die Resultate haben uns selbst überrascht: 1. Die nur mit anthroposophischen Therapien Behandelten fieberten deutlich kürzer als die antibiotisch Behandelten. 2. Sie waren kürzer in der Klinik und waren schneller wieder gesund. 3. Die Entscheidung, ob alternative oder Antibiotikatherapie, korrelierte mit der Einstellung und auch dem Mut des behandelnden Arztes.

Warum bekommt jemand eine Lungenentzündung? Ein junger Mensch wird sich vielleicht nach der Krankheit noch stärker mit der Erde verbinden. Man kann bei Erwachsenen, die eine Lungenentzündung durchlitten haben, jedoch häufiger die Gegenbewegung beobachten, nämlich wie sie sich vorsichtig aus den Zwängen des irdischen Lebens herauskämpfen und sich mehr dem Geistigen zuwenden.

Die klassische Lungenentzündung ist eigentlich eine hochfieberhafte Erkrankung. Da das hohe Fieber jedoch immer seltener vorkam, schuf man den Begriff der *atypischen Pneumonie.* Fieber als Ausdruck für ein intensiviertes Ergreifen des Leibes durch das Ich kommt heute tendenziell viel seltener vor, viele Menschen sind regelmäßig mit 35 bis 36 °C untertemperiert. Zeigt das womöglich schon eine Schwächung des Ich, den Leib ganz zu durchdringen? Man kann das Ich in seiner Zugewandtheit zum Leib ja gar nicht stärker behindern als z. B. durch fiebersenkende Medikamente.

Früher waren Lungenentzündungen meist bakterieller Natur, man nannte sie auch *Bronchopneumonien.* Heute sind immer häufiger Viren beteiligt, und betroffen sind oft nur Teile der Lunge (*Segment-* oder *Lappenpneumonien*). Viren lösen auch meist die atypischen, „kalten“

Pneumonien aus, die nur noch selten mit richtigem Fieber einhergehen.

Die begleitende Therapie erfolgt mit *Pneumodoron* (Weleda), einer speziell für diese Krankheit entwickelten Kombination in zwei Varianten: *Pneumodoron 1* enthält *Aconit* (Eisenhut) und *Bryonia* (Zaunrübe) in tiefer Potenz (D2); das ist schon noch richtig stofflich und damit auch – wenn man zu viel davon einnähme – giftig. In *Pneumodoron 2* ist *Phosphorus D4* mit Tartarus *stibiatus D2,* ein Präparat aus Brechweinstein, zusammengefügt. Beide Mittel werden im ständigen Wechsel gegeben. Gifte zielen immer auf das Ich, sie wollen von dem Ich überwunden werden. Es gehört zur ärztlichen Heilkunst, die Kraft des Ich richtig einzuschätzen, es nicht zu unter-, aber auch nicht zu überfordern, was in diesem Fall gefährlich wäre.

Um dem Ich mehr Halt zu geben, haben wir deshalb *Pneumodoron 1* und *2* immer durch *Cardiodoron* ergänzt. *Cardiodoron* ist ein Mittel, welches das Ich vom Rhythmischen System aus unterstützt. Es enthält mit Bilsenkraut zwar auch ein Gift, das aber durch die ebenfalls enthaltene Eselsdistel abgefangen wird, welche die Stoffwechselkräfte stärkt. Zwischen diesen beiden stark wirksamen Pflanzen steht das Himmelsschlüsselchen, die Primel. *Cardiodoron* steht damit für das arzneiliche Bild des dreigliedrigen Menschen: die Eselsdistel für das Stoffwechsel-Gliedmaßen-System, die Primel für das Rhythmische System, und das Bilsenkraut für das Nerven-Sinnes-System. Es ist eine Arznei, die man immer dann geben kann, wenn das Ich kämpfen muss.

Ein anderes Begleitmittel ist *Argentum metallicum praeparatum D30* als Injektion. Das Silber als Metall hilft, den Erdenmenschen nicht aus dem Blick zu verlieren. Silber hält uns an der Welt, die wir kosmisch den Mond nennen, der aber ja in Urzeiten selbst zur Erde gehörte. Er ist ein Erdtrabant, kein eigenständiger Planet. Erde und Mond muss man immer gemeinsam denken, und wenn man über Silber als Mondensubstanz spricht, dann ist damit eine Konzentration der Verdichtung und Verfestigung gemeint, ein „Irdischwerden".

Noch ein hilfreiches Mittel, welches wir häufig eingesetzt haben, sei hier genannt: der feuchtwarme Schachtelhalm-Brustwickel. Am sechsten oder siebten Tag einmalig angewandt, leitet er die vorgenannte Krise und stößt die Heilung an. Das ist stark mit dem im Schachtelhalm enthaltenen Kiesel verbunden.

Mit dieser Therapie – *Pneumodoron 1* stündlich im Wechsel mit *Pneumodoron 2, Cardiodoron* als tägliche Basis (z. B. dreimal 20 Tropfen) und ein- bis zweimal täglich *Argentum* als Injektion – konnten wir, zusammen mit den pflegerischen und kunsttherapeutischen Maßnahmen, jede Lungenentzündung ohne wirkliche Probleme zur Ausheilung bringen. So vorzugehen ist der von uns vielfach erprobte Weg, aber es ist sicher nicht der einzige; auch andere sind denkbar. Im Ideal ist jede Therapie individuell.

Chronisch-obstruktive Lungenerkrankung (COPD)

Die COPD ist die Sklerosekrankheit der Lunge, die Polarität zur Lungenentzündung. Sie ist wahrscheinlich die häufigste Lungenkrankheit unserer Zeit, auch im Zusammenhang mit dem früher noch sehr weit verbreiteten Rauchen und der zunehmenden Luftverschmutzung. Ihr Wirkungsort ist das Bronchialsystem, jener in die Lunge hineinwachsende, umgestülpte „Baum“. Die zarte Schleimhaut der Bronchien trägt als einzige der Schleimhäute im Menschen ganz feine Flimmerhärchen. Sie können sich aktiv entgegen dem Luftstrom bewegen und verhindern so das Eindringen von sehr feinen Materialien wie Staub. Dadurch schützen sie das eigentliche Lungengewebe, die *Alveolen* oder Lungenbläschen, in denen der Gasaustausch stattfindet.

Wenn Verhärtungskräfte dominieren, sind diese mit angegriffen. Die extrem feinen Wände der Lungenbläschen zerreißen, und es bilden sich größere Blasen, die den Gasaustausch zunehmend erschweren. Das nennt man dann ein *Lungenemphysem*.

Die zunehmende Atemnot, anfangs nur bei Belastung, später mehr und mehr auch in Ruhe, ist das Hauptsymptom. Dazu ein Husten bei zäher Schleimbildung und im weiteren Verlauf auch eine Gewichtsabnahme, die *pulmonale Kachexie*. An ihr erleben wir die gestörte Ernährungskraft, die die Lunge vermittelt und deren Äußerung der Hunger ist (siehe Seite 35 ff.).

Wie bei allen Sklerosekrankheiten ist eine Therapie schwierig. Denn oft werden sie erst diagnostisch wahrgenommen, wenn sie schon weit fortgeschritten sind. Bei der Lunge ist deshalb die frühe und in Abständen kontrollierte Lungenfunktionsprüfung (siehe Seite 9) von großer, präventiver Bedeutung. Durch sie ist die obstruktive Tendenz früh bestimmbar. Beginnt man dann schon mit der Behandlung, ist noch vieles, wenngleich nicht alles, reversibel.

War die Kohle (*Carbo*) das Grundprinzip für die konstitutionelle Therapie der den ganzen Organismus durchwirkenden Lungenorganisation, sind es für die Lunge selbst die Aschen (*Cinis*). Um deren therapeutische Kraft zu verstehen, kann die sakramentale Sprache der christlichen Taufe mit Wasser, Salz und Asche einen Hinweis geben. Im sakramentalen Worttext der Christengemeinschaft wird „die allerneuernde Kraft der Asche" angesprochen. Wir nehmen noch ein Bild aus der Sprache der Mythologie hinzu: den aus der Asche des Vergänglichen sich erhebenden (gebärenden) Vogel Phönix. In die Sprache der Medizin übersetzt heißt das: die Asche fördert alle Regeneration, die Lebenskraft der Wiederherstellung oder die Reproduktion. Wieder ist es die Asche der Pflanzen, die diese Heilkraft anregt. Noch sind – *Carbo* vergleichbar – die großen Möglichkeiten einer differenzierten Therapie durch die Aschen verschiedener Pflanzen kaum ausgearbeitet, nur einzelne stehen zur Verfügung. Derzeit stehen in den Arzneimittellisten von Wala und Weleda noch Aschepräparate vom Schachtelhalm (*Cinis Equiseti*), vom Tabak (*Cinis Tabaci*) und vom Hafer (*Cinis Avenae sativae*).

Es mag verwundern, aber für die obstruktive Lungenerkrankung ist ausgerechnet die Asche der Tabakpflanze hilfreich, wenn eine spastische Komponente vorrangig ist, also asthmatische Beschwerden. *Cinis Equiseti* ist ein Grundmittel, um die Sinnesfunktion der Flimmerhärchen in den Bronchien wiederherzustellen und zu erhalten.

Ein Organpräparat der Lunge mit verschiedenen Begleitern ist *Pulmo / Vivianit comp.* (Wala). Damit kann bis in die Alveolen hineingewirkt werden, spezifisch durch die Eisen-Phosphor-Verbindung des *Vivianits*. Eine zu starke Schleimbildung lässt sich mit Brechweinstein (*Tartarus stibiatus*) abmildern.

Eine umfassende Therapie bleibt jedoch nicht bei Arzneimitteln stehen. Sie ergänzt deren therapeutisches Konzept mit Pflege- und Kunsttherapien, Heileurythmie und dem ärztlichen Gespräch.

Bronchialasthma

Diese verkürzt auch einfach „Asthma" genannte Krankheit repräsentiert die Allergiekrankheit der Lunge, und zwar in beide Richtungen: in der *exsudativen*, das heißt in der entzündlichen, feuchtquellenden Komponente mit dem Bilden eines extrem zähen, oft sogar von kleinen Kristallnadeln durchsetzen Schleims; und in der *spastischen* (krampfhaften) Komponente, die vor allem die kleinen Bronchien unmittelbar vor ihrer Einmündung in die Alveolen betrifft. Während das Einatmen noch gelingt, ist das Ausatmen massiv behindert.

Eine Allergie ist hier grundsätzlich nicht wie üblich als hinderliche Reaktion im negativen Sinne zu verstehen, sondern als eine ganz wichtige Fähigkeit im Organismus, mit der dieser der Welt begegnet; ihre Stoffe erkennt und bearbeitet, um sie entweder zu verdauen und damit zu etwas Eigenem zu machen, oder um sie gleich wieder auszuscheiden.

Beim Bronchialasthma ist diese erkennende Begegnungsfähigkeit schwer gestört. Der innere, tief unbewusste Mensch lebt dann nur in seiner eigenen Welt, er möchte die Welt ausschließen oder sie als eigene betrachten. Sein Ich macht sich zum Mittelpunkt aller Welt. Das nennen wir Egozentrik. Steiner nannte Asthma eine „raffinierte“ Krankheit und sprach von einem Versagen des inneren Appetits. Beides zeigt, wie anders der diagnostische Blick auf ein Krankheitsgeschehen gerichtet werden muss als durch bloßen Einsatz von Apparaten und chemischen Hemmern. „Raffiniert“ kann Asthma sein, wenn sich das unbewusste Ego mit seiner Ausschließlichkeit in das Halbbewusstsein schiebt und von dort aus die Krankheitssymptomatik einsetzt, um seine Mitwelt zu manipulieren. Es ist ja gerade das Phänomen dieser Krankheit, dass sie scheinbar beim schlafenden Menschen verschwindet. Sie tut das nicht wirklich, nur die Symptomatik „schläft“.

Der innere Appetit ist die Vorstufe des Hungers. Der normale Appetit kann den Hunger anregen, wir werden uns seiner bewusst. Der innere Appetit bleibt unbewusst. Er ist Anteil unserer Empfindungswelt und stark mit Leber und Nieren verbunden. Asthma ist im tiefsten Sinne eine Bewusstseins- und damit auch Erkenntnisstörung.

Entsprechend schwierig erweist sich die Therapie, zumal die konventionelle Medizin Arzneimittel entwickelte, welche die nach außen gerichtete, bewusste Symptomatik erfolgreich vertreibt, ohne an die inneren, unbewussten Wurzeln zu rühren. Mit ihnen wird Gleiches mit Gleichem bekämpft, doch nicht im heilenden Sinne. Denn kaum vergisst ein Asthmakranker, seinen Spray anzuwenden, ist die volle Symptomatik wieder da.

Steiner schlug eine höchst schwierige Übung vor: vor jedem Einschlafen und nach jedem Aufwachen den eigenen Atem meditativ zu begleiten, und zwar im Sitzen, nicht im Liegen! Er regt damit an, Asthma als eine Krankheit zu verstehen, die im tiefsten Sinne nur der Kranke selbst heilen kann. Er muss anstelle seiner Egozentrik, dem Eingeschlossensein, echte Begegnungsfähigkeit entwickeln, um die Welt und die Menschen so zu erleben wie sich selbst.

Hier möchte ich an erster Stelle die *Heileurythmie* als helfende Therapieform nennen. Sie ist eine Bewegungssprache, die allmählich ein Sprechen schult, das zum Gespräch führt. Auch die anderen kunsttherapeutischen Therapien sind sinnvoll. Bei den pflegenden Therapien haben sich die rhythmischen Einreibungen bewährt, z. B. mit Kupfersalbe in der Nierenregion, oder auch Wickel und Auflagen.

Als medikamentöse Therapie empfahl Steiner morgens eine Gerbstoffpflanze (Eichenrinde, *Quercus cortex D1*), abends eine Bitterstoffpflanze (z. B. Ehrenpreiskraut, *Veronica officinalis herba D1*). Aus der eigenen Erfahrung kann ich *Nontronit* hinzufügen, eine Eisen-Kiesel-Verbindung (Eisensilikat), in, der Atmung entsprechend, mittlerer bis höherer Potenz (D15). Sehr wirksam ist die Injektion unter die Haut, bei Atemnot evtl. auch in die Vene.

Die Asthmakrankheit erfordert vor allem eine starke therapeutische Gemeinschaft, die sich aus Mitleidskräften intuitiv verbindet, um Helfende und Begleitende auf dem Weg aus der Krankheit zu sein, der zu den denkbar schwierigsten gehört.

Lungenkrebs *(Bronchialkarzinom)*

Die vier Grundtypen aller Krankheiten sind Sklerose, Geschwulst, Allergie und Entzündung, wobei Geschwulst hier die gutartige Version meint, nicht die Krebskrankheit. Gutartige Geschwülste der Lunge sind äußerst selten, sodass sich ihre Darstellung hier erübrigt.

Der Lungenkrebs dagegen ist seit vielen Jahren auf dem Vormarsch, er ist inzwischen sogar die zweithäufigste Krebserkrankung bei den Frauen, gleich nach Brustkrebs. Bei Männern war er im 20. Jahrhundert sogar die Nummer 1, was vermutlich auf das Rauchen zurückgeht, das damals noch mehr verbreitet war als heute. Meist entwickelt sich der Krebs in den größeren Bronchien.

Die Krankheit hat zwei starke Wurzeln: Zum einen wird die Seele viel fester an den Leib geschmiedet, als es gesund ist. Normalerweise sind beide rhythmisch über den Atem verbunden, mal mehr (Einatmung), mal weniger. Die Seele gerät in die Gesetzmäßigkeit der Physis des Leibes, was zum weltanschaulichen Materialismus führt. Gültig ist nur noch die dingliche Welt, die mit Sinnen wahrzunehmen und mit Händen zu greifen, zu *be*greifen ist. Letztlich führt das zu Agnostizismus, frei übersetzt: zur Gottesferne. Der Mensch erlebt sich, allein auf sich gestellt, ohne Führung und Sinnhaftigkeit.

Die zweite Wurzel ist schwieriger zu fassen. Der amerikanische Psychoonkologe Lawrence LeShan beschrieb sie als Verlust der eigenen Lebensmelodie. Er meinte damit das Verlassen eigener Lebenspläne und das Bestimmtwerden durch fremde Ansichten, wie wir zu leben hätten, wer wir sein sollten. Der Krebskranke hat oft nicht seinen Hoffnungen und Träumen nachgelebt, sondern sich abweichend von außen bestimmen lassen.

Die erste Wurzel kann symbolisch als eine Atmungsstörung definiert werden, die zweite als Inkarnationsstörung. Beides wären die Grundprinzipien der Krebskrankheit und ihrer Entstehung. Nun ist Krebs aber keine einheitliche Krankheit, sondern differenziert sich in verschiedenste, meist von einem Organ geprägte Manifestationen. Mehr und mehr kommt auch die konventionelle Onkologie zu der Auffassung, dass Krebs eine ganz individuelle Krankheit ist und sucht nach Wegen zu einer individualisierten Therapie, nachdem sie mehr als ein halbes Jahrhundert von pauschalen Therapieschemata überzeugt war.

Wir werden lernen müssen zu unterscheiden zwischen der Krebskrankheit als solcher, den Typus bestimmter organ- oder gewebebezogenen Krebsformen und der ganz individuellen Krebserkrankung eines konkreten Menschen. Hier soll ganz kurz auf den Typus des Bronchialkarzinoms geschaut werden. Welche Voraussetzungen hat er, was ermöglicht ihn?

Wir haben die Lunge als *das* Erd-Organ kennengelernt. Bindet sich das Ich total an die Erde, verliert es seinen Bezug zum Geistig-Göttlichen, verwirft es z. B. jeden Gedanken an ein Weiterleben über den Tod hinaus, ist das eine erste Voraussetzung für die Krebsentstehung. Der Mensch empfindet sich dann nur als Körper, eine selbständige Seele oder gar einen Geist gibt es für ihn nicht. Seelisch prägen ihn Skepsis und Zweifel, der Glaube darf keine Rolle spielen.

Der Zweifel ist die Triebkraft der Wissenschaft, auch der Naturwissenschaft, soweit auch sie auf die sinnlich erscheinenden Dinge gerichtet ist. Sie bringen vor allem die Technik, die Welt der Apparate hervor, die das Leben erleichtern sollen und es zunehmend dominieren, ja verdrängen. Ein Mensch, der ganz vom Zweifel lebt, *ver*zweifelt letztlich. So nannte LeShan auch Verzweiflung, Hoffnungslosigkeit und Aussichtslosigkeit als wesentliche Ursprünge der Krebskrankheit. Skepsis ist eine Vorstufe des Zweifels, sie vertreibt allen Glauben. Das zeigt sich oft in einer Floskel, die viele Gespräche durchzieht. Hat jemand seine Überlegungen dargelegt, folgt in der Antwort oft ein „Ja, aber …".

Ein Zusammenhang mit langjährigem, starkem und regelmäßigem Tabakkonsum ist längst bewiesen. Tabakrauch ist einer der größten Wärmeräuber im Organismus, er kältet. Und Krebs ist eine Kältekrankheit. Deshalb finden sich in den meisten Vorgeschichten lange zeitliche Verläufe ohne jedes Fieber, z. B. im Rahmen von grippalen Infekten. Fieber und Entzündung sind aber natürliche Gegner der Krebskrankheit. Deshalb ist eine wirksame Therapie aller Krebserkrankungen eine Wärmetherapie, die oft auch mit Fieber verbunden sein soll, z. B. im Rahmen einer Misteltherapie.

Die weißbeerige Mistel (*Viscum album*) wird das Krebsheilmittel der Zukunft sein, wenn eine Medizin nicht nur auf den Körper schaut, sondern auch den darin wirkenden Geist erkennt, der sich in der Individualität, der Einzigartigkeit des Menschen, zeigt. Die Wissenschaft der Immunität, die Immunologie, rührt schon an diese Erkenntnis. In meiner Tätigkeit als Krankenhausarzt mit Schwerpunkt Onkologie konnte ich in Zusammenarbeit mit Pflegenden, Kunst- und Physiotherapeuten sowie mit Seelsorgern zeigen, dass Krebs auch ohne Stahl, Strahl und Chemie geheilt werden kann; was jedoch voraussetzt, dass der Erkrankte den Mut hat, diesen Weg seiner Heilung zu gehen und aktiv daran mitzuwirken. Das erfordert, ein Anderer zu werden als er bisher geworden war, Zukunft und bislang Unerfülltes zu wagen.

Covid-19 – eine Lungenkrankheit?

Hier sei ein Blick auf die Pandemie geworfen, die mit SARS-CoV-2 verbunden ist, dem Coronavirus, welches die Krankheit Covid-19 auslöst. Beim ersten Auftreten glaubte man an eine besondere Form der Lungenentzündung, lernte aber schnell, dass auch andere Organe betroffen waren, im Grunde genommen der gesamte Organismus. Das zeigte sich an den schwerstkranken Patienten, die intensivmedizinisch behandelt werden mussten, an den Langzeitfolgen („Long Covid“), die mit großer Schwäche einhergehen, und an den Obduktionen, die vor allem in Hamburg durch den damaligen Leiter der Rechtsmedizin, Klaus Püschel, durchgeführt wurden. Es wurde immer deutlicher, dass hier eine ganz neue Krankheit auf die Menschheit traf, für die es bisher keinen echten Namen gibt. Denn „Covid-19“ ist nur eine Chiffre, kein Name. Und alle mussten erleben, dass die ansonsten so hoch eingeschätzte evidenzbasierte medizinische Wissenschaft alle Regeln, die sie sich selbst und anderen gesetzt hatte, über den Haufen warf und sich völlig dem Experimentieren überließ.

Das wirklich Neue und auch fast Unfassbare dieser pandemischen Menschheitskrankheit sehe ich darin, dass sie nicht direkt ein bestimmtes Organ ergreift, sondern das Bindeglied von Seele und Leib, die Atmung. Atmung ist ja nicht nur ein physiologisches Geschehen im Sinne des Gasaustausches, sondern auch ein soziales. Alle Menschen, ob jung oder alt, arm oder reich, fromm oder ungläubig, atmen die gleiche Luft. Sie atmen dabei auch die Ausatmungsluft, die Abertausende andere Menschen und Tiere abgegeben haben. Die Luft verbindet uns Menschen und gehört uns allen gemeinsam. Über diese Luft verbreitet sich das Virus als sogenanntes *Aerosol.* Es hat dadurch kaum Grenzen, auch nicht durch die inzwischen weitverbreiteten medizinischen Alltags- oder FFP2-Masken. Diese Aerosole füllen wahrscheinlich den ganzen Luftraum, der die Erde umgibt und der heute zunehmend von einer starken elektromagnetischen Strahlung durchzogen wird, um ein stabiles Funknetz für die Mobiltelefone aufrechtzuerhalten. Diese Strahlung kränkt die Luft genauso wie Röntgenstrahlen unseren Leib.

Jede Pandemie hat in der überschaubaren Menschheitsgeschichte tiefgreifende Veränderungen bewirkt, die die Menschheit weiterentwickelten. Wird diese Pandemie auch so etwas bewirken? Wird sie die Gemeinschaft der Menschen, ihre Sozietät, das soziale Miteinander menschenwürdig verändern? Wird sie die Menschheitskrisenthemen von Klima, Armut, Egoismus, Agnostik und andere ebenfalls einschließen?

Die Lunge ist das Organ, das die Atmung ganz in sich aufnimmt und sie in den ganzen Organismus hinein verteilt, bis in jede einzelne Zelle. Denn der ganze Organismus atmet, auch jede Zelle. Besondere Atmungsorgane sind auch alle Sinnesorgane in der Wahrnehmung, die Haut als Grenzbereich zwischen Welt und Mensch, außen und innen, und ebenso alle Schleimhäute.

Die Atmung kann man nicht behandeln, indem man sie durch einen Apparat ersetzt. In vielen Fällen – und das hat sich auch bei Covid-19 bestätigt – wird man das Krankheitsgeschehen dadurch nur noch intensivieren und verschlimmern. Der Angriff auf die Atmung als ein so zentrales Lebensgeschehen erklärt vielleicht auch, warum bei vielen Erkrankten das Immunsystem viel zu heftig abwehrend reagiert und damit auch den Verlauf beeinträchtigt. Denn bei diesem Angriff werden wir in unserem Menschsein unmittelbar bedroht.

Rudolf Steiner hat uns bildlich vermittelt, dass in jedem Atemzug immer „ein neuer Mensch entsteht". Das müssen wir so verstehen, dass Atmen ein physiologischer Vorgang ist, der den werdenden Menschen stärkt, nicht den bereits gewordenen. Atmen ist immer in die Zukunft gerichtet. Wir können den Menschen nur wirklich begreifen, wenn wir ihn als Werdenden sehen – auch das ist ein Gedanke Steiners.

Eine der großartigsten Errungenschaften der Atmung ist die Sprache. Sie entsteht bei keinem atmenden Tier, sie ist absolut menschlich. Eine Steigerung der Sprache ist ihre Verbindung mit der Musik, der Gesang. Beide – Sprache und Gesang – können starke therapeutische Hilfen bei Atemstörungen sein.

Auch die Rhythmische Massage ist eine Atemtherapie. Für eine tiefe Atmung steht auch das Gespräch, die Mitmenschlichkeit. „Wo zwei oder drei in meinem Namen zusammen sind, da bin ich mitten unter ihnen", lautet ein menschenverbindendes Christuswort (siehe Seite 39). Mit allem, vor allem mit der Mitmenschlichkeit, könnten wir der Pandemie begegnen – vielleicht, weil wir so die (richtige?) Antwort geben auf die Frage, die sie uns stellt. Aus allem wird ersichtlich, dass Covid-19 *keine* Lungenkrankheit ist, sondern eine des ganzen Organismus.

Ergänzende Literatur des Autors

Intuitive Medizin. Theorie und Praxis der Anthroposophischen Medizin. Haug Verlag, Stuttgart 2016, 6. Auflage.

Die Wiedergewinnung des Heilens. Wege zu einer christlichen Medizin, Info3 Verlag, Frankfurt 2018, 3. Auflage.

Die spirituelle Seite des Immunsystems. Praktische Hilfen zur Stärkung unserer Abwehrkräfte. aethera im Urachhaus Verlag, Stuttgart 2022, 2. Auflage.

Im Leben das Sterben üben. Anregungen zu einem bewussten Umgang mit dem Tod. Info3 Verlag, Frankfurt 2022, 3. Auflage.

Die Schlanke Reihe im Info3 Verlag

Für die Bahnreise oder einen besinnlichen Abend auf dem Sofa

Johannes Kiersch

Von der Steinzeit bis zum Great Reset

Ein Anthroposoph versucht,
sich nach Corona zurechtzufinden

Schlanke Reihe Band 1

78 Seiten, Klappenbroschur, € 9,90

ISBN 978-3-95779-148-1

Jahn Finkas

Kleines Pandemisches Glossar

Versuch einer Aufarbeitung

Schlanke Reihe Band 2

102 Seiten, Klappenbroschur € 9,90

ISBN 978-3-95779-162-7

Alma Wichmann-Erlen

Flieg, Emmy, flieg!

Kauderwelsch und Geistesgegenwart einer
demenzerkrankten großen Seele

Schlanke Reihe Band 4

100 Seiten, Klappenbroschur, € 9,90

ISBN 978-3-95779-169-6

Volker Fintelmann

Im Leben das Sterben üben

Anregungen zu einem bewussten Umgang mit dem Tod

Schlanke Reihe Band 3

72 Seiten, Klappenbroschur, € 9,90

ISBN 978-3-95779-166-5

Volker Fintelmann, bis 1997 leitender Arzt eines Hamburger Krankenhauses, plädiert dafür, den Tod als selbstverständlichen Teil des Lebens zu verstehen. Das Sterben wird als Kunstgriff des Lebens geschildert, um immer neues und verjüngtes Leben zu ermöglichen. Dieser Prozess findet ständig in jeder Zelle des menschlichen Organismus statt. Im Seelisch-Geistigen wiederum ermöglicht der Tod höchste Ich-Erfahrung.

www.info3.de

Thomas Krämer

Raphael: Historische Person und ewige Individualität

Anmerkungen zum Rätsel einer biografischen Signatur

Schlanke Reihe Band 5

90 Seiten, Klappenbroschur, € 9,90

ISBN 978-3-95779-174-0

Raphael ist neben Michelangelo und Leonardo der wohl geheimnisvollste Künstler der Renaissance. Der Kunsthistoriker Thomas Krämer geht in dieser Schrift einer inneren Dimension der Persönlichkeit Raphaels nach und hebt dabei ein subtiles Geflecht karmischer Zusammenhänge hervor.

Krämer lässt sich dabei von entsprechenden Aussagen Rudolf Steiners anregen, er untersucht darüber hinaus auch das „Wie" dieser Darstellungen in ihrer Art und Folge. So entsteht ein Bild, das Raphael in seinen weltgeschichtlichen Bezügen ahnbar werden lässt.

www.info3.de

Volker Fintelmann

Vom Wesen des Herzens

Organ der Mitte, Wohnsitz der Seele

Schlanke Reihe Band 7

108 Seiten, Klappenbroschur, € 10,90

ISBN 978-3-95779-187-0

Im Herzen finden wir eine Vielzahl von Eigenschaften die wir rein organisch-anatomisch, aber auch als Vorbild für unser eigenes Leben verstehen können. Es sind dies zum Beispiel die Unermüdlichkeit seines Tätigseins; sein liebevolles, anteilnehmendes Wahrnehmen aller Geschehnisse im Organismus; sein selbstloses Handeln; das nie nachlassende Bemühen um Gleichgewichte, Harmonie und Schönheit; seine Mutkräfte; die Positivität… Auch vermittelt das Herz uns den gesunden Menschenverstand. Nur eines ist es nicht. eine Pumpe!

Ein Bändchen voller überraschender Perspektiven aus der Anthroposophischen Medizin

www.info3.de

Jens Heisterkamp
Karma neu denken
Wiederverkörperung und Schicksal
als Herausforderung für die Vernunft
Schlanke Reihe Band 8
Info3 Verlag, Frankfurt am Main 2023
102 Seiten, Klappenbroschur, € 10,90
ISBN 978-3-95779-191-7

Ist es denkbar, dass wir mehr als nur ein Mal leben? Dass wir vor diesem Leben bereits mehrmals existiert haben? Und dass unsere Existenz Folgen haben wird, über dieses eine Leben hinaus? Die Idee von Reinkarnation und Karma ist sicher nicht im klassischen Sinne „beweisbar", aber sie ist es wert, ernsthaft geprüft zu werden – mit den Mitteln der Vernunft. Dabei werden auch kritische Fragen angesprochen: Bedeutet Karma, an allem selbst schuld zu sein? Wie steht es mit Krankheit und Behinderung? Und wie verwandelt sich das Leben, wenn man es unter den Gesichtspunkten von Reinkarnation und Karma lebt?

INFO3 VERLAG

Info3 Verlag
Kirchgartenstr. 1 – 60439 Frankfurt
Tel. 069-58 46 47 – Fax 069-58 46 16
E-Mail: vertrieb@info3.de
Web: www.info3-verlag.de